수면장애
환문명답

의사에게 물어보고 싶은 수면장애에 관한 모든 궁금증

환자가 묻고 명의가 답하다

수면장애 환문명답

대한수면연구학회 지음

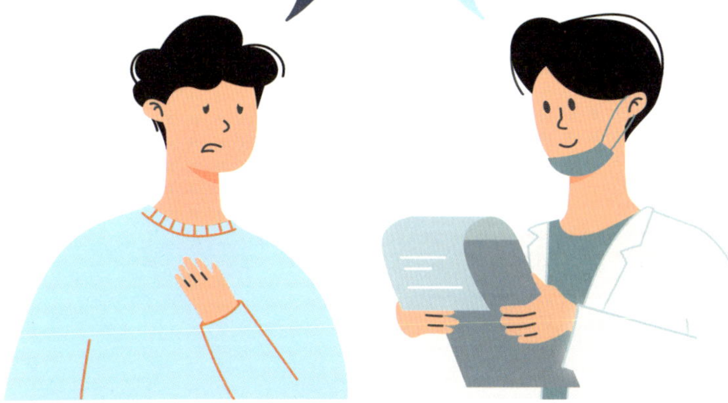

진료실 안에서 궁금한 점을 진료실 밖에서도 해결한다!

아침사과

들어가는 말

삶의 질을 높이고 건강한 삶을 만들어 주는 숨은 열쇠, 수면

수면은 우리의 삶에서 필수적인 요소 중 하나입니다. 그러나 현대인의 생활 양식과 스트레스, 불규칙한 생활 패턴 등으로 인해 많은 사람들이 수면장애를 겪고 있습니다. 수면장애는 단순한 불편함을 넘어 건강에 심각한 영향을 미치며, 일상 생활과 업무 수행 능력을 저하시킬 수 있습니다.

《수면장애 환문명답》은 '환자가 묻고 명의가 답하다'라는 컨셉으로, 대한수면연구학회 최고의 수면 전문가들의 오랜 의료 현장 경험을 바탕으로 환자들이 가장 궁금해하는 질문들에 대한 명확하고 실용적인 답변을 모아 만든 책입니다. 이 책은 건강에 대한 관심이 높아진 현대 사회에서, 특히 인터넷과 다양한 매체를 통해 범람하는 정보 속에서 올바른 지식을 제공하는 것을 목표로 하였습니다.

대한수면연구학회는 이 책을 통해 수면장애에 대한 명확한 이해와 해결책을 제공하고자 환자들이 가장 궁금해하는 질문들에 대해 전문적인 의학적 지식과 실질적인 조언을 담았습니다. 독자들이 직접 경험하는 문제들을 구체적으로 다루고, 이를 해결하기 위한 다양한 접근 방법을 제시함으로써 수면장애로 고통받는 많은 사람들에게 도움이 되기를 바라는 마음입니다.

수면장애는 다양한 원인에 의해 발생할 수 있습니다. 스트레스, 불안, 생활 습관, 그리고 신체적인 문제들이 복합적으로 작용하여 수면의 질을 저하시키고, 이는 다시 전반적인 건강 상태에 영향을 미칩니다. 이 책에서는 이러한 다양한 원인들을 분석하고, 각각의 상황에 맞는 해결책을 제안합니다. 또한, 최신 연구 결과와 임상 사례를 통해 독자들이 쉽게 이해하고 실천할 수 있도록 구성하였습니다.

수면장애는 단순히 약물로 해결될 수 있는 문제가 아닙니다. 생활 습관의 변화, 심리적 안정, 환경 조성 등 여러 가지 요소들이 복합적으로 작용해야만 근본적인 개선이 가능합니다. 따라서 이 책으로 수면장애를 겪고 있는 독자들이 스스로의 생활 방식을 점검하고, 건강한 수면 패턴을 만들 수 있도록 돕는 데에도 중점을 두었습니다.

마지막으로, 이 책이 수면장애로 어려움을 겪고 있는 많은 분들의 수면 문제 해결에 실질적인 도움이 되기를 진심으로 바랍니다. 독자 여러분의 건강한 수면과 행복한 삶을 기원합니다. 감사합니다.

저자 대표 정기영

집필에 참여해주신 교수진

강경욱	전남대학교병원
구대림	서울특별시 보라매병원
김근태	계명대학교 동산병원
김대영	충남대학교병원
김영수	경상국립대학교병원
김지현	이대서울병원
김태준	아주대학교병원
김혜윤	가톨릭관동대학교 국제성모병원
박혜리	인제대학교 일산백병원
변정익	강동경희대학교병원
선우준상	강북삼성병원
송파멜라	인제대학교 일산백병원
신정원	분당차병원
신혜림	단국대학교병원
양광익	순천향대학교 천안병원
이완균	충남대학교병원
이우진	분당서울대학교병원
이윤경	동아대학교병원
임수환	강릉아산병원
전진선	한림대학교 강남성심병원
정기영	서울대학교병원
조성래	유성선병원
조재욱	양산부산대학교병원
주은연	삼성서울병원
지기환	인제대학교 부산백병원
최윤호	가톨릭대학교 인천성모병원
한선정	원광대학교 산본병원
한수현	중앙대학교병원
황경진	경희대학교병원
황성은	이대목동병원

(가나다 순)

대한수면연구학회
KOREAN SLEEP RESEARCH SOCIETY

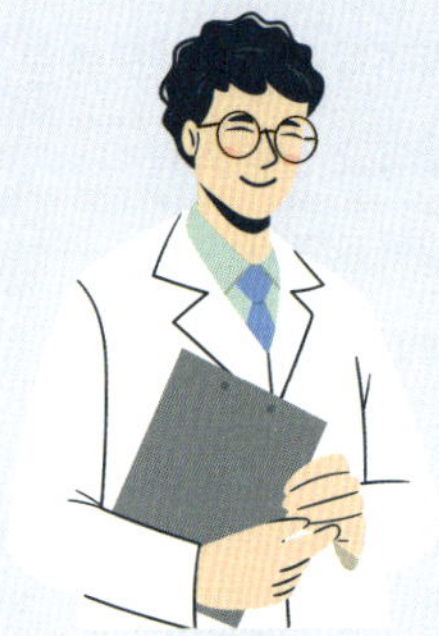

CONTENTS

들어가는 말

1장

꿈과 수면의 이해

2장
수면장애의 이해 : 불면증

3장

수면장애의 이해 : 사건수면

4장

수면장애의 이해 : 수면무호흡

5장

수면장애의 이해 : 기타 증상

(일주기 리듬 수면장애, 하지불안증후군, 수면과다, 치매)

6장

음식과 약물

부록

1장

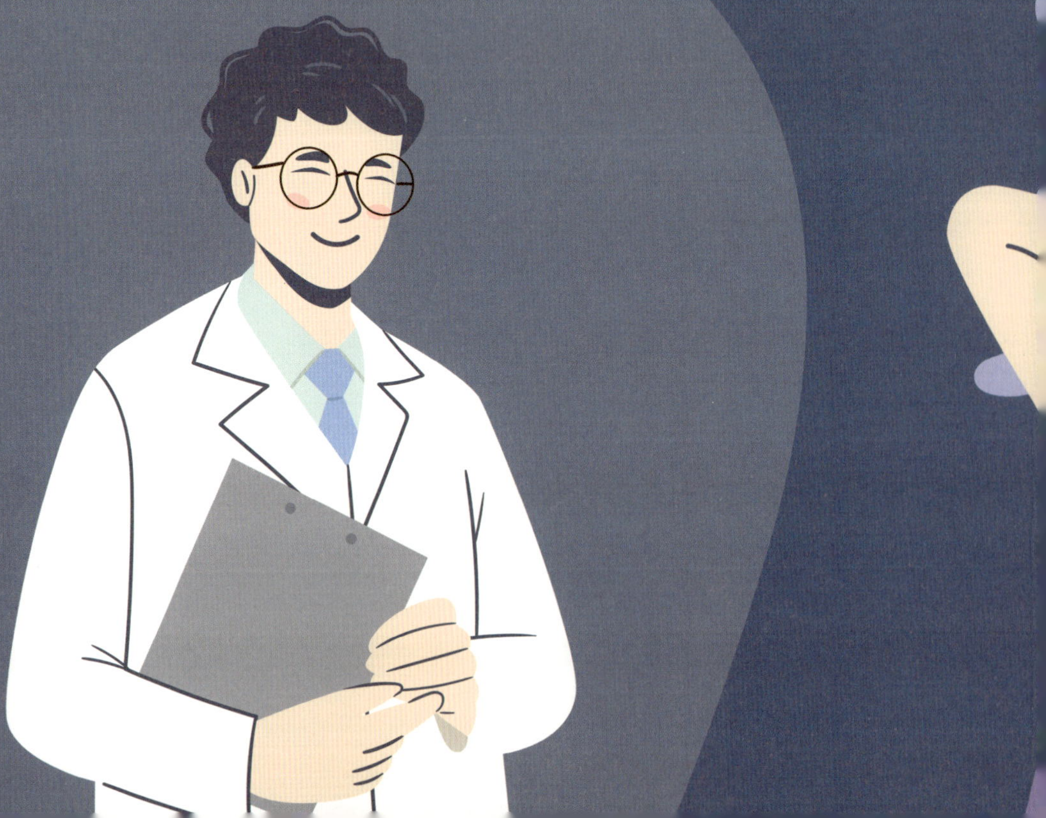

꿈과 수면의 이해

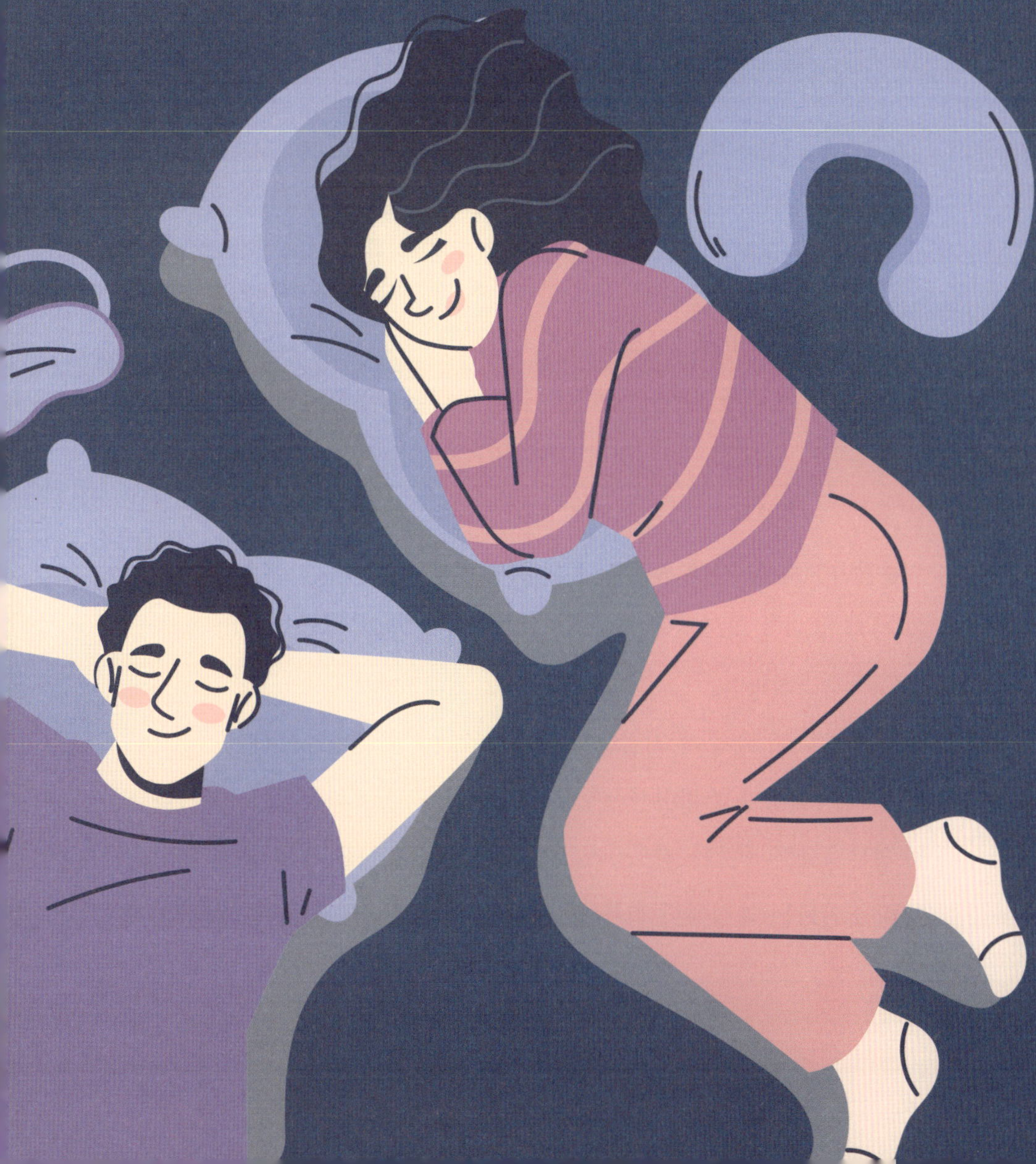

1

잠은 왜 오는 것인가요?

잠은 우리에게 필수적인 생리 현상으로, '수면항상성'과 '일주기 리듬'이라는 두 가지 프로세스의 상호작용에 의해 조절됩니다. 이 중 수면항상성은 우리가 깨어 활동하는 시간이 길어질수록 증가하는 내인적인 수면의 필요성, 즉 생리적 수면압력을 의미합니다. 깨어 있는 시간 동안 수면압력은 지속적으로 증가합니다. 정상적인 상황에서 이 수면압력은 취침 전에 최대치에 달하며, 약 40시간 동안 연속해서 잠을 자지 않으면 최고조에 달하게 됩니다. 수면압력은 적절한 밤 수면 후에는 사라집니다.

또한 우리가 주중에 적절한 수면을 취하지 못하면 주말에 더 많이 자게 되는 현상도 수면항상성으로 설명됩니다. 수면항상성과 가장 관련 깊은 물질은 아데노신(adenosine)입니다. 아데노신은 우리 몸이 에너지를 소비하는 과정에서 점차적으로 축적되어 저녁이 되면 졸음을 유발합니다. 카페인은 뇌 내의 아데노신 수용체를 차단함으로써 각성을 촉진하는 효과를 냅니다.

우리가 밤새 잠을 자지 않더라도 오전이 되면 다시 정신이 맑아지는데, 이는 일주기 리듬의 영향입니다. 일주기 리듬은 하루 24시간의 주기성을 갖는 신체의 모든 생리적 현상을 조절하는 프로세스입니다. 수면과 각성 리듬은 일주기 리듬의 가장 대표적인 예이며, 그 외에도 호흡, 혈압, 심장박동, 위장관의 운동 및 소화기능, 내분비계의 호르몬 분비 등 다양한 생리 현상도 일주기 리듬을 따릅니다.

수면항상성과 일주기리듬의 상호작용

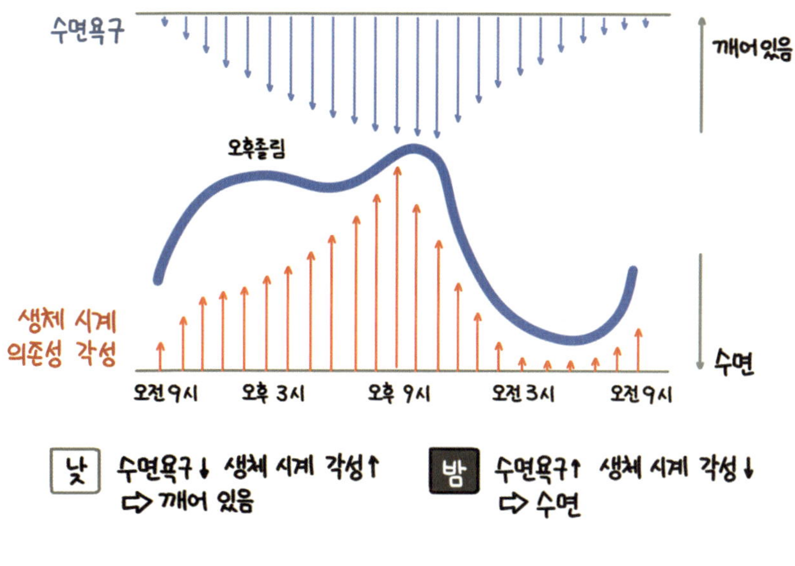

일주기 리듬은 뇌 시상하부(hypothalamus)의 교차위핵(suprachiasmatic nucleus)에 있는 생체시계에 의해 조절됩니다. 이 생체시계는 신체 내

다양한 장기의 일주기 활동을 조절하는 중요한 역할을 합니다. 인간의 생체시계는 평균적으로 24시간보다 약간 깁니다. 하지만 우리 몸의 모든 리듬이 24시간 주기에 맞춰 조절될 수 있는 이유는 생체시계가 24시간 주기의 지구 환경에 동기화되는 능력을 가지고 있기 때문입니다. 빛과 어둠, 기온과 같은 외부 환경 요인들과 활동, 자세, 식사, 환경, 규율 등의 사회적 요인들이 제공하는 신호들을 통해 생체시계의 리듬은 하루 24시간과 동기화됩니다. 그중에서도 빛은 가장 강력한 신호로, 망막에 들어온 빛 자극은 망막시상하부를 통해 중추시계인 교차위핵으로 전달되고, 이 신호는 중추신경계 전반, 간, 폐, 신장 등에 전달되어 수면-각성, 활동, 식사, 체온 변화 등의 일주기 리듬을 조절합니다. 멜라토닌(melatonin)은 뇌의 송과체(pineal gland)에서 분비되는 호르몬으로, 일주기 리듬을 매개하는 가장 중요한 물질입니다. 낮 동안의 빛 자극은 송과체에서 멜라토닌이 생성되는 것을 억제하는데, 밤이 되면 멜라토닌의 분비가 증가하면서 잠을 유발하고, 아침에는 그 분비가 감소하여 우리를 깨우는 역할을 합니다.

이러한 수면항상성과 일주기 리듬의 상호작용에 의해 우리는 잠을 자게 됩니다. 깨어 있는 시간이 늘어날수록 수면항상성 프로세스에 의해 수면압력이 증가합니다. 반면 일주기 리듬 프로세스는 각성 상태를 유지하는 역할을 하는데, 이에 의한 각성 수준이나 수면의 역치는 오후에 최고치에 도달하고 새벽에 최저치에 이릅니다. 낮 동안 수면압력이 점차 증가하다가, 저녁이 되면 일주기 리듬 프로세스에 의해 각성을 유지하는 힘이 줄어들어 졸리게 되고, 밤에 잠을 자면서 수면압력이 해소되며, 아침이 되면 일주기 리듬 프로세스에 의해 다시 각성 주기가 시작됩니다. 밤을 샌 다음 날의 회복 수면에서는 수면이 부족한 만큼 수면이 깊어지고 전체 수면 시간이 증가합니다. 반대로, 낮잠을 잔 날 밤은 수면압력이 감소하여 밤에 잠들기 어려워집니다.

잠의 생리적 기전 이해: 어떻게 활용할까?

잠이 오는 과정을 이해함으로써 우리는 수면의 질을 개선하는 방법을 찾을 수 있습니다. 예를 들면, 아침에 일어나서 밝은 볕을 쬐고, 잠자리에 들기 전 강한 빛 노출을 피하며, 저녁 시간에는 편안한 환경을 조성하는 것이 도움이 됩니다. 또한 카페인이나 알코올 등의 섭취를 줄이고, 오후 3시 이후의 낮잠이나 과도하게 긴 낮잠을 피하며, 규칙적인 운동과 수면 패턴을 유지하는 것도 중요합니다.

환문명답

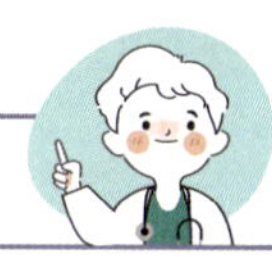

잠이 오는 것은 우리의 수면항상성과 일주기 리듬의 상호작용에 의해 조절되는 생리적 과정입니다. 멜라토닌과 아데노신 같은 호르몬과 신경전달물질이 이 과정에서 중요한 역할을 합니다. 이러한 생리적 기전을 이해하고, 규칙적인 수면 패턴을 유지하며, 생활 습관을 교정하고, 적절한 환경을 조성해 수면의 질을 개선할 수 있습니다.

2

꿈은 왜 꾸나요?

잠과 꿈에 대한 관심은 인류가 탄생한 이래로 현재까지 지속되어 온 중요한 이슈입니다. 수면 분야의 전문가들은 이 미스터리를 풀기 위해 끊임없이 노력해왔습니다. 특히 수면과 꿈을 생리학적 측면과 심리학적 근거로 해석하려는 시도를 계속해오고 있는데, 아직도 '우리가 꿈을 꾸는 이유'와 '꿈은 어디서 오는지'에 대해 수면 전문가들도 모르는 것들이 많습니다.

먼저 우리가 꿈을 꾸는 동안 생리적으로 무슨 일이 일어나는지에 대한 많은 선행 연구들을 살펴보면, 생리학적인 측면에서 대부분의 꿈은 렘수면(REM sleep, rapid eye movement sleep) 중에 발생하고, 밤 동안 주기적으로 나타나며, 주로 수면의 전반부보다 후반부에 집중적으로 나타납니다. 연구 결과에 따르면 렘수면 때의 뇌파는 우리가 깨어 있을 때인 각성 시 뇌파와 유사한 정도의 활발한 뇌활성도를 보이는 특징이 있습니다. 우리의 뇌 구조물 중에 뇌간(brainstem)이라는 부위가 렘수면 생성을 담당하고, 전뇌가 꿈 생성기능을 담당하는 것으로 알려져 있습니다. 실제로 뇌간이 손상되면 환자는 꿈을 꾸지만 렘수면에 들어가지는 않습니다. 또한 전뇌가 손상된 환자는 렘수면에는 들어가지만 꿈을 꾸지는 않습니다.

수면과 관련된 뇌의 부분

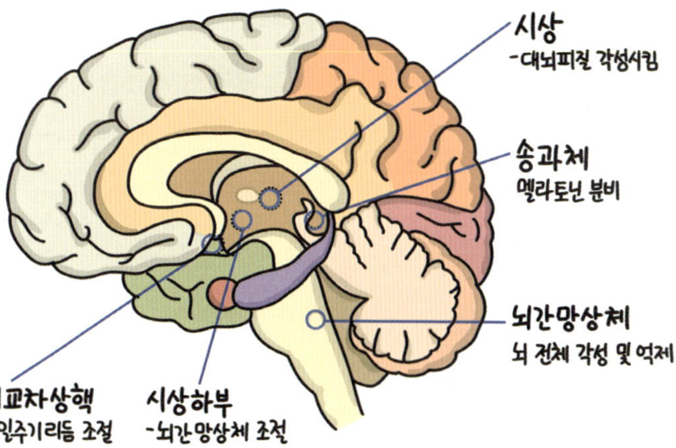

꿈을 꾸는 것은 우리가 어떤 기술이나 습관에 대한 기억을 통합하고 분석하는 데 도움이 되며, 낮 동안 직면하는 다양한 상황과 과제에 대한 '리허설' 역할을 할 가능성이 높다는 것은 잘 알려진 이론입니다. 즉, 꿈에서 떠올리는 것은 우리의 기억에 바탕을 둔 것으로 꿈을 통해 다시 정리하며 단기 기억에서 장기 기억으로 옮겨가는 과정이라고 여겨집니다. 만일 렘수면에 이상이 생길 경우 이러한 정상적인 기능에

장애를 가져올 수 있습니다.

두 번째로 살펴볼 것은 우리가 꿈을 꿀 때 심리적으로 무슨 일이 일어나는지에 대한 것입니다. 꿈은 우리 전뇌에서 수집하는 생생한 실제 감각경험보다는 추상적인 생각이나 소망과 같은 상상력에서 더 많이 유래합니다. 꿈이 정신 질환과 연관될 수 있다고도 알려져 있는데, 대표적인 경우가 외상후스트레스증후군을 앓고 있는 사람들이 악몽을 꿀 가능성이 더 높다는 것입니다.

뇌파를 통해 뇌의 전기적 활동을 평가하는 것이 가능해지면서 수면에 대한 과학적 분석을 통한 연구도 본격화되었습니다. 수면다원검사를 통해 우리가 자는 시간 중 꿈을 꾸는 단계인 렘수면을 객관적으로 평가할 수 있게 되었고, 렘수면 시기에 문제가 발생하는 특정 수면 질환들도 진단할 수 있게 되었습니다.

꿈을 꾸는 수면 단계에서 이상을 보이는 대표적인 질환에는 '악몽장애'와 '렘수면행동장애'가 있습니다. 악몽장애는 렘수면 단계에서 주로 위협적이고 무서운 꿈을 꾸며 잠을 깨는 수면장애로, 주로 아동기에 나타나지만 일부에서 청소년, 성인기까지도 지속하여 평생 나타날 수 있습니다. 반면 렘수면행동장애는 불쾌하고 폭력적이며 질이 나쁜 꿈을 꾸면서 실제로 꿈속의 행동을 실행함으로써 자신은 물론 함께 자는 옆 사람까지도 크게 다칠 수 있는 위험이 큰 수면장애입니다. 렘수면행동장애는 주로 50세 이상의 연령대에서 발생하며, 파킨슨증후군이나 치매와 같은 신경퇴행성 질환과의 연관성이 높은 것으로 잘 알려져 있어 정확한 진단과 치료가 필요한 수면질환입니다.

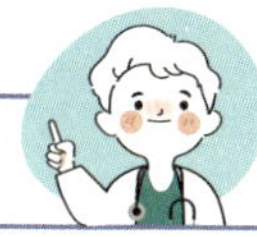

현문명답

우리가 꿈을 꾸는 이유는 생리학적인 측면에서 렘수면을 통한 특정 기억의 통합과 분석을 가능하게 하기 위한 것과 심리적인 측면에서 추상적인 생각이나 소망과 같은 상상력과 연관되기 때문입니다. 스트레스나 불안감으로 인해 나쁜 꿈을 지속적으로 꾸는 경우에는 악몽을, 꿈을 꾸는 도중에 이상행동을 동반하는 경우에는 렘수면행동장애를 의심해봐야 하며, 반드시 수면 클리닉을 찾아서 수면다원검사를 통해 정확한 진단을 받는 것이 필요합니다.

3

나의 적정 수면 시간은 대략 어떻게 알 수 있을까요?

하루에 몇 시간을 자야 할까?

하루에 몇 시간을 자야 하는지를 뜻하는 적정 수면 시간은 연령대에 따라 크게 달라집니다. 하루 종일 시도 때도 없이 자고 깨기를 반복하는 신생아기를 지나 생후 6주부터 점차 밤에 자는 수면 패턴이 생겨나는데, 생후 1~3세의 아기들은 평균 11~14시간을 자야 합니다. 이후 적정 수면 시간은 점차 짧아지기는 하지만, 초등학교에 다니는 시기인 6~12세의 경우 적정 수면 시간은 9~11시간으로 성인보다 2~3시간은 더 자야 충분한 수면을 취한다고 할 수 있습니다. 청소년기인 13~18세에는 소아에 비해 적정 수면이 8~10시간으로 줄어들기는 하지만 여전히 성인에 비해 더 많은 시간을 자야 하는데, 많은 청소년들의 수면 시간이 이에 미치지 못해 수면 부족에 시달리고 있는 것이 사실입니다. 성인기의 적정 수면 시간은 평균 7~9시간이며, 65세 이상의 노인이 되면 수면 시간이 약간 줄어들기는 하지만 그래도 7~8시간의 수면이 적정 수면 시간으로 알려져 있습니다.

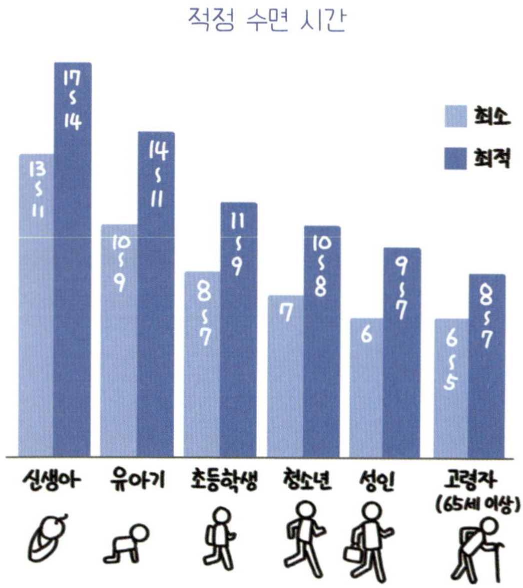

그러나 이러한 연령대별 적정 수면 시간은 대략적인 평균 수치이며, 개인차가 분명히 존재합니다. 같은 나이대라 하더라도 키가 조금씩 다른 것처럼 자신에게 맞는 수면 시간도 사람마다 다릅니다. 예를 들어 성인 기준으로 적정 수면 시간이 7~9시간으로 알려져 있는데, A라는 사람은 매일 7시간만 자도 머리가 맑고 활기찬 데 비해 B라는 사람은 매일 9시간을 꽉 채워 자야 다음 날 졸지 않을 수 있으며, 이는 병의 영역이 아닌 개인차일 뿐입니다.

드물지만 조금 더 극단적인 경우도 있습니다. '쇼트 슬리퍼(short sleeper)'와 '롱 슬리퍼(long sleeper)'의 개념인데, 자신의 적정 수면 시간이 매우 짧아 위의 적정 수면 시간보다 적은 시간을 자도 충분한 사람을 쇼트 슬리퍼라고 하고, 반대로 자신의 적정 수면 시간이 길어 일반적 권고보다 훨씬 많이 자야 되는 사람을 롱 슬리퍼라고 합니다. 하루 3시간만 자도 충분했다는 에디슨과 매일 10시간 이상 자지 않으면 연구를 할 수 없었다는 아인슈타인의 일화는 유명한데, 이 두 사람은 대표적인 쇼트 슬리퍼와 롱 슬리퍼의 예시라고 할 수 있습니다. 그러나 이는 매우 예외적인 경우이고, 우리들 중 대부분의 적정 수면 시간은 7~9시간 이내에 있다는 점을 다시 한번 강조합니다.

그렇다면 개인의 적정 수면 시간은 어떻게 알 수 있을까요? 규칙적인 시간에 자고 일어난다는 가정하에, 잠을 자고 난 다음 날의 상태를 보면 알 수 있습니다. 아침에 알람 소리로 힘겹게 일어나고, 졸지 않고 일하기 위해 출근하자마자 커피부터 찾고, 기운이 없고 피곤해서 틈만 나면 (특히 점심식사 직후) 자거나 쉬려고 하지는 않나요? 그렇다면 이런 사람은 분명 현재 자신의 적정 수면 시간에 비해 적게 자고 있는 상태입니다. 게다가 할 일이 없는 주말 아침에 1~2시간씩 늦게 일어난다면 더 말할 것도 없이 확실한 수면 부족 상태입니다.

반면에 아침에 아주 개운하게 일어나고 카페인 등의 도움이 없이도 정신이 맑은 상태로 하루를 보낼 수 있다면 충분한 잠을 잔 것입니다. 여기서 '카페인 등 각성 물질의 도움 없이도'라는 대목을 강조하고 싶습니다. 자신이 4시간만 자도 개운한 쇼트 슬리퍼라고 주장하는 사람들의 일상을 들여다보면 하루 종일 커피를 달고 살면서 각성 상태를 간신히 유지하는 경우가 흔하기 때문입니다. 이런 사람들은 대부분 업무가 없는 날 몰아 자면서 수면 빚(sleep debt)을 갚게 되며, 이러한 습관은 인체의 수면-각성 주기를 교란시키면서 수면 건강을 해칠 뿐만 아니라 인체에 다양한 악영향을 끼치게 됩니다.

반면 자신의 적정 수면 시간보다 더 오랜 시간을 자게 되면 오히려 잠이 드는 데 걸리는 시간이 길어지거나 자다가 저절로 깨고 다시 잠들기가 어려워집니다. 불필요하게 많은 잠은 신체 활동 감소로도 이어져 다음 날 오히려 무기력해지고 피곤하다고 느낄 수 있습니다.

그래서 자신의 적정 수면 시간을 찾으려면 스스로에게 적정 수면 시간 실험을 해볼 것을 권합니다. 수면 시간을 조금씩 조절해가면서 다음 날의 컨디션을 비교해보는 것입니다. 다만 급격한 수면 시간 변동은 인체의 일주기 리듬에 악영향을 미칠 수 있으니 수면 시간은 조금씩 천천히 조절해보는 것이 좋습니다. 다음 날 하루 종일 개운하고 주말에 더 자지 않고도 피곤하지 않은 적절한 시간을 찾았다면, 그것이 자신의 적정 수면 시간이니 매일 그 시간만큼은 수면에 꼭 투자하기 바랍니다. '매일' 적정 수면 시간만큼 자도록 시간을 투자하라고 하는 이유는 평소에 적정 수면 시간보다 덜 자고 그 부족한 시간을 여유가 될 때 보충해주는 방법은 별 도움이 되지 않기 때문입니다. 매일 일정한 시간을 투자하는 것이 중요합니다.

환문명답

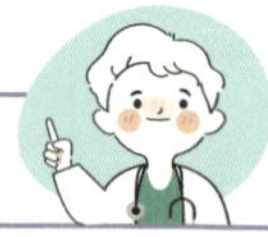

적정 수면 시간은 연령에 따라 달라지며 성인 기준으로 평균 7~9시간의 수면을 권장합니다. 그러나 적정 수면 시간은 개인차가 있으며, 자고 일어났을 때 다른 도움 없이 하루 종일 명료한 각성 상태를 유지할 수 있는 시간이 자신의 적정 수면 시간입니다. 수면 시간이 이보다 짧아지면 낮에 각성 상태를 종일 유지하기가 어려워지고, 수면 시간이 이보다 길어지면 잠이 들 때까지 걸리는 시간이나 수면 중 깨어 있는 시간이 늘어나고 낮에도 무기력해집니다.

4

잠은 몇 시에 자는 것이 가장 좋은가요?

일반적으로 성인이 최적의 건강을 유지하기 위한 평균 수면 시간은 7~9시간 사이입니다. 수면 시간은 나이에 따라 변하기 때문에, 청소년의 경우 권장 수면 시간은 8~10시간으로 길고, 65세 이상 노인은 7~8시간으로 상대적으로 짧습니다. 수면 부족이 건강에 미치는 악영향은 잘 알려져 있습니다. 만성적인 수면 부족은 비만, 당뇨병, 고혈압, 심혈관 질환, 뇌경색, 우울증의 발생 위험을 증가시키고, 사고와 사망 위험을 높입니다. 수면 시간과 '건강에 해로운 결과' 사이의 관계가 U자 형태를 보이는데, 이는 수면 시간이 너무 길어도 건강에 악영향을 미칠 수 있음을 시사합니다.

잠을 얼마나 자는지도 중요하지만, 언제 자는지도 중요합니다. 밤에 8시간을 자는 사람과 낮에 8시간을 자는 사람은 수면의 질이 다를 수밖에 없습니다. 사람은 누구나 자기만의 생체시계가 있습니다. 인

수면 부족이 건강에 미치는 악영향

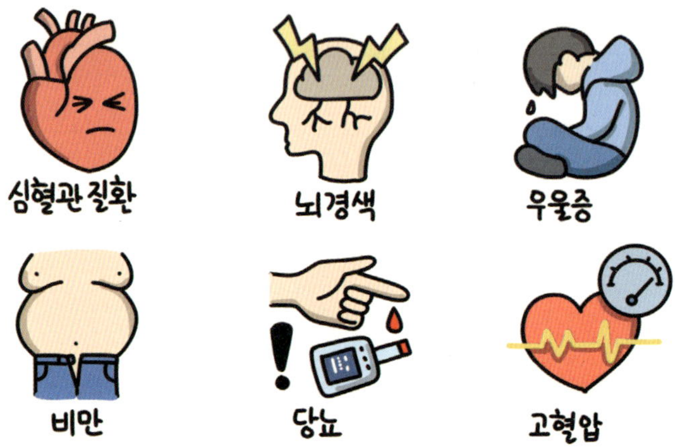

간이 캄캄한 동굴 속에서 시계도 없이 외부 환경과 단절된 상태로 지내도 낮에 활동하고 밤에 잠을 자는 24시간 주기의 수면-각성 패턴이 유지되는데, 이는 뇌 안의 시상하부라는 영역에 있는 생체시계가 우리의 일주기 리듬을 조절하기 때문입니다. 즉, 인간의 일주기 리듬은 태양이 떠 있는 낮에는 활동하고, 어두운 밤에는 잠을 자도록 설계되었으며, 이 리듬에 맞춰 생활하고 잠을 자는 것이 생리에 맞고 건강에 이상적입니다.

그러면 언제 잠을 자는 것이 가장 좋을까요? 보통은 취침 시간을 먼저 고민하지만, 거꾸로 기상 시간부터 정하는 것이 좋습니다. 예를 들어, 직장에 출근하기 위해 일어나야 하는 시간을 7시로 정했다면, 다음으로 평균 수면 시간을 설정합니다. 평소 8시간을 자고 만족한다면 8시간을 평균 수면 시간으로 설정합니다. 따라서 8시간을 자고 아침 7시에 일어나려면 취침 시간은 밤 11시가 됩니다.

그러나 이 방식을 모든 경우에 기계적으로 적용할 수는 없습니다. 불면장애 환자들이 겪는 흔한 실수 중 하나를 예로 들어보겠습니다. 숙면을 취하려고 밤 9시부터 잠자리에 들어서 아침 8시에 일어나는 생활을 하고 있는데, 막상 불을 끄고 누워서 잠들 때까지 2~3시간이 걸리고, 스스로 잤다고 여겨지는 시간은 3시간밖에 되지 않습니다. 이러한 수면 패턴의 가장 큰 문제는 취침 시간은 너무 이르고, 기상 시간은 너무 늦다는 것입니다. 자신의 불면증을 보상하기 위한 행동으로 11시간씩이나 누워 있게 되는 것인데, 이런 행동은 수면 효율을 낮추고 각성도를 증가시켜 오히려 잠들기가 어려워집니다.

이를 해결하기 위해서는 어떻게 해야 할까요?

우선 기상 시간을 먼저 설정하고 이를 일정하게 유지해야 합니다. 예를 들어 기상 시간을 7시로 설정했다면, 밤에 잘 잤든 못 잤든 아침 7시에는 침실 밖으로 나옵니다. 밤에 못 잤다고 더 늦게까지 누워 있으려고 해서는 안 됩니다.

다음으로 평균 수면 시간과 취침 시간을 설정합니다. 평균 수면 시간을 6시간으로 한다면 잠드는 데까지 소요되는 시간(잠복기)을 고려하여 밤 12시에 취침하도록 합니다. 처음에는 평균 수면 시간을 6시간으로 짧게 설정했지만, 불면증이 호전되면 평균 수면 시간을 7시간으로 늘리고 취침 시간을 11시로 앞당길 수 있습니다.

환문명답

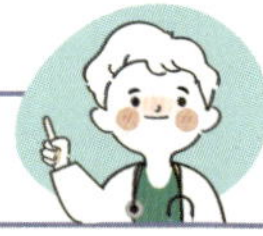

잠들고 깨는 시간은 자신의 평균 수면 시간과 생활 패턴을 고려하여 결정합니다. 먼저 아침 기상 시간을 먼저 정하고, 자신의 평균 수면 시간을 설정한 뒤, 기상 시간에서 평균 수면 시간을 빼서 취침 시간을 계산합니다. 65세 이하 성인의 권장 수면 시간은 7~9시간입니다. 하지만 이는 절대적인 기준은 아니며 개인의 수면 만족도와 상황에 맞추어 결정합니다. 불면장애를 겪는 사람들의 경우 취침을 이른 저녁에 하거나 아침에 기상 시간을 불규칙하게 하는 잘못된 수면 습관이 오히려 불면증을 악화시킬 수 있습니다.

5

낮잠은 얼마나 자야 좋은가요?

점심시간 후 졸음이 몰려와 낮잠을 즐기는 사람들이 많습니다. 흔히 식곤증이라 부르는 이 현상은 소화를 시키려고 혈액이 위장으로 몰려서 뇌로 가는 혈액이 줄어들기 때문에 일어난다고 알려져 있습니다. 하지만 더 근본적인 이유는 수면-각성 리듬의 변화 때문입니다. 이는 기상 후 서서히 증가하는 수면압력과 일주기 리듬의 각성 신호 둘 간의 힘겨루기의 결과라고 생각할 수 있습니다. 오후 2~4시에는 이러한 힘겨루기에서 수면압력의 힘이 조금 더 강하게 작용하여 졸리게 되며, 이 시간은 흔히 낮잠을 즐기는 시간과 일치합니다.

뉴턴이 사과나무 아래에서 낮잠을 자다가 만유인력의 법칙을 발견한 것은 아주 유명한 일화입니다. 이처럼 유명인들의 낮잠 예찬론을 접하게 되면 더욱 낮잠의 유혹을 뿌리치기 어려울 수도 있습니다. 하지만 낮잠은 각자의 수면 패턴, 동반 수면질환, 낮잠이 필요한 이유,

낮잠이 가능한 시간과 공간 등에 따라 다르기 때문에 개인별 맞춤 계획이 필요합니다.

최적의 낮잠 시간은 어느 정도일까?

일반적으로 건강한 수면생활을 유지하는 경우에는 5~20분 정도의 짧은 낮잠이 도움이 됩니다. 만약 30분 넘게 긴 낮잠을 자는 경우에는 깊은 수면으로 진행할 수 있다는 장점이 있지만, 깊은 잠에서 깨어나기 힘들다는 단점도 있습니다. 이를 수면 관성이라고 하는데, 이것이 바로 낮잠 직후 개운하기는커녕 오히려 머리가 맑지 못하고, 컨디션을 회복하지 못하는 이유입니다. 그래서 낮잠 직후 신체적으로나 정신적으로나 원하던 상태로 회복하지 못하고 오히려 역효과를 경험할 수 있습니다.

재미있는 사실은, 그렇다고 낮잠을 길게 자면 잘수록 꼭 더 나쁜 것은 아니라는 것입니다. 낮잠을 90분 정도 잔 경우에는 오히려 수면 관성이 없을 수 있습니다. 정상적인 수면은 비렘수면과 렘수면을 90분 간격으로 3~4번을 반복합니다. 낮잠이 90분 정도 지속되면, 한 번의 비렘수면-렘수면을 완료할 수 있게 되어 수면 관성 없이 깰 수도 있습니다.

하지만 '파워 낮잠'이라고 하여, 낮에 잠시 꿀잠을 자고 다시 활력을 찾아 일상으로 돌아오기를 원한다면 깊은 수면까지는 진입하지 않는 30분 이내의 낮잠을 권고합니다.

낮잠의 최적시간

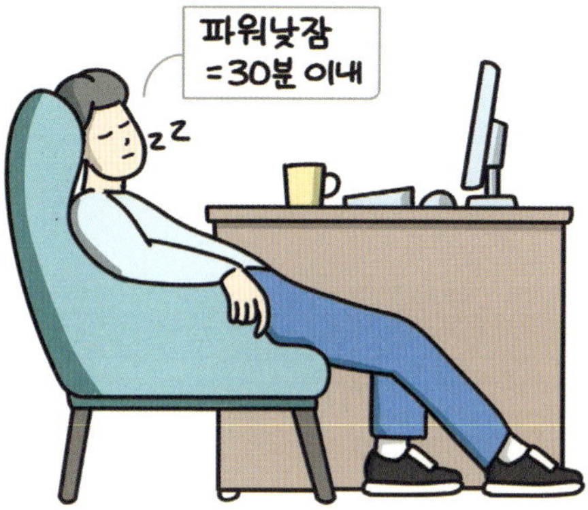

언제 낮잠을 자면 가장 효율적일까?

가장 적절한 낮잠 시각 또한 개인별 수면-각성 패턴에 따라 많이 달라질 수 있습니다. 앞서 설명한 수면-각성 리듬에 따르면 오후 3시 전후에 졸릴 수 있는데, 이때가 가장 적절한 시기라고 볼 수 있습니다. 밤 수면 시각에 너무 근접하여 낮잠을 자게 되면 수면압력을 일부 소실하게 되며, 결과적으로 밤시간의 수면을 방해할 수 있습니다.

수면을 자동차에 비유한다면, 기상 후 깨어 있을 때 시간에 따라 계속 수면자동차에 주유를 하고 있는 셈인데 낮잠을 자면 저장된 기름을 써버리게 됩니다. 낮잠을 자고 다시 주유할 시간이 있어야 다시 밤

수면을 할 때 수면자동차에 시동을 걸 수 있습니다. 잠들기 수 시간 전에는 낮잠을 피하여 낮잠과 밤잠 사이에 다시 적절히 주유할 수 있는 시간을 가지는 것이 좋습니다.

낮잠을 잘 때 가장 효율적인 수면을 취하려면 수면 환경도 살펴보는 것이 좋습니다. 가능하면 잠들기 편하고, 조용하며, 빛을 차단할 수 있는 장소면 좋습니다. 또한 낮잠을 짧게 자도록 알람을 사용하는 것도 추천합니다.

낮잠이 보내는 건강 이상 징후는?

비록 건강한 낮잠 예찬론자 또는 수행자라도, 반복적으로 낮잠을 자는 경우 낮잠 위험 신호 몇 가지를 점검해보는 게 좋습니다. 특별히 주의해야 하는 경우는 건강한 수면생활을 하지 않고 낮잠으로 부족한 수면을 보상하는 경우입니다.

가장 우선적으로 총 수면 시간과 규칙적인 수면을 점검해야 합니다. 적정 수면 시간은 개인마다 다를 수 있기 때문에 수면 시간을 일괄적으로 지정하기는 어렵습니다. 하지만 기상했을 때 개운하지 않거나, 알람으로 힘들게 기상하는 경우, 주말에는 주중과 다르게 늦게 기상하는 경우는 밤에 충분한 수면을 취하지 못했다는 신호일 수 있습니다. 반복적으로 낮잠을 자는 것보다는 밤에 충분한 수면 시간을 규칙적으로 유지하는 것이 더 현명한 수면생활입니다.

규칙적이고 충분한 수면 시간을 잘 유지하지만, 낮에 졸리고 낮잠을 반복하는 경우도 있습니다. 이러한 경우는 수면의 질을 평가해봐야 합니다. 수면질환을 동반한 경우 자신도 모르게 반복적인 각성으로 숙면을 취하지 못하게 됩니다. 성인의 경우 대표적으로 코골이, 무호흡증, 하지불안증후군과 주기성 사지운동장애 등이 있습니다. 수면질환 동반 여부는 수면다원검사를 통하여 확인할 수 있으며, 치료를 받으면 다시 숙면을 취하게 되어 낮잠이 줄어드는 변화를 경험할 수 있습니다.

환문명답

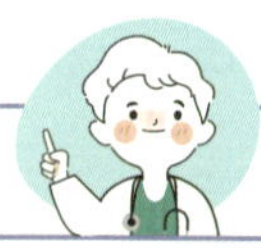

파워 낮잠은 '오후 3시경, 30분 이내'를 권고합니다. 낮잠이 반복되는 경우 충분한 수면을 유지하는지, 규칙적인 잠을 자는지 점검해봐야 합니다. 수면질환의 증상이 낮잠일 수 있으니 수면질환 동반 여부를 확인하는 게 좋습니다.

6

초저녁에 자고 새벽 일찍 일어나는데 꼭 밤에 자지 않더라도 하루에 수면 시간만 8시간 이상 채우면 상관이 없나요?

개인이 잠들고 깨는 수면 주기가 사회적으로 바람직하다고 여겨지는 외부 24시간 활동 주기와 맞지 않아 불편함을 느끼는 경우 일주기 리듬 장애가 있다고 합니다. 일주기 리듬 수면장애에는 여러 종류가 있는데, 크게는 통상적인 취침 시간에 비해 늦게 자고 늦게 일어나는 지연수면각성위상장애, 통상적인 취침 시간에 비해 일찍 자고 일찍 일어나는 전진수면각성위상장애, 자고 깨는 시간이 불규칙적인 불규칙수면각성리듬장애 등으로 나눌 수 있습니다.

통상적인 취침 시간까지 깨어 있기 힘들며 최소 2시간 이상 일찍 잠들게 되는 현상이 3개월 이상 지속된다면 전진수면각성위상장애로 진단할 수 있습니다. 이 경우 수면의 질과 수면 시간은 정상적으로 유지됩니다. 보통 생체시계가 외부 24시간보다 짧을 경우 조금씩 일찍 자고 일찍 깨게 되어 전진수면각성위상장애가 나타난다고 알려져 있습니다. 전진수면각성위상장애는 흔해서 중년 성인의 1%에서 나타나며, 나이가 많을수록 증가하고, 드물지만 가족력이 있는 경우에는 젊은 시절에 나타나기도 합니다.

저녁에 특별한 일이 없으며, 자유롭게 수면 시간을 선택할 수 있는 환경이라면 일찍 자고 일찍 일어나는 것이 문제가 되지는 않습니다. 오히려 늦게 자고 늦게 일어나는 것보다 사회생활에 수월하게 적응할 수 있습니다.

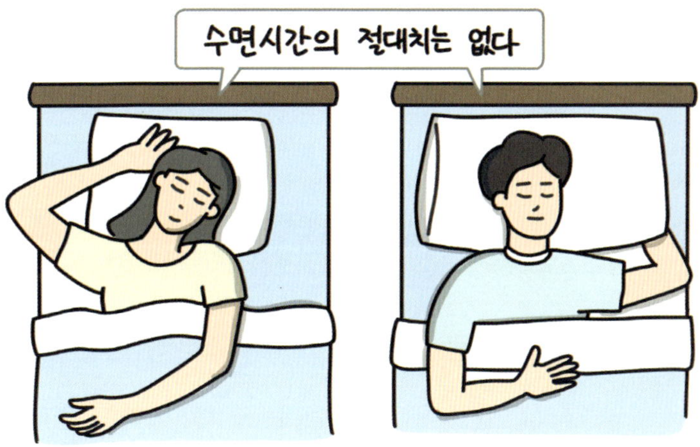

수면 시간은 꼭 8시간을 채울 필요는 없습니다. 수면 시간에는 절대치가 없고, 개인의 다양한 특성과 컨디션에 따라 일상생활에 방해되지 않고 피로하지 않을 정도의 수면을 취하면 됩니다. 다만 새벽에 일찍 일어나 잠들지 못하는 불면증과 만성 수면 부족이 있어 생활하는 동안 졸리고 피곤하다면 문제가 될 수 있습니다. 이러한 경우 수면-각성 주기를 뒤로 미루기 위하여 저녁에는 빛 치료를, 아침에는 멜라토닌 치료를 고려할 수 있습니다.

보통 수면-각성 주기를 뒤로 미루려면 저녁 시간에 빛 노출을 강화하거나 밝은 볕을 30분~1시간가량 쬐고, 아침 시간에 멜라토닌을 투여할 수 있습니다. 또한 낮시간 동안 가벼운 운동과 활동을 하는 것이 도움되며, 새벽에 잠이 오지 않는 경우 거실에서 취미 활동 등을 하다가 졸리면 다시 침실로 들어가서 자는 것을 반복하는 것도 도움됩니다.

환문명답

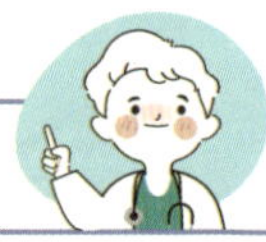

일반적으로 저녁에 사회생활과 가정생활에 문제가 되지 않고 자유롭게 수면 시간을 선택할 수 있다면 초저녁에 자고 새벽 일찍 일어나는 것이 문제가 되지는 않습니다. 또한 8시간을 자면 충분하지만, 수면 시간은 절대치가 없기 때문에 개인의 특성에 맞게 충분한 수면을 취할 수 있는 시간이면 됩니다. 다만, 일찍 깨서 잠을 이루지 못하는 불면증이 있거나 낮에 졸리고 피로한 증상이 나타나는 경우 전문의에게 진료받은 후 적절한 빛 치료와 약물 치료를 통해 수면각성위상을 교정해볼 수 있습니다.

7

주말에 몰아 자는 것은 괜찮나요?

인간에게 필요한 수면 시간은 대략 영유아기는 16시간, 소아기는 10~11시간, 청소년기는 9~10시간, 보통의 성인은 7~8시간입니다. 그런데 이런 수면의 길이는 사람마다 다르고, 동일인이라도 때에 따라 바뀌어 큰 차이를 보이며, 유전적 요소와 환경 및 일주기 리듬이 수면 시간에 영향을 줍니다.

현대인이라면 일상생활을 활기차게 수행할 수 있는 상태를 기준으로, 자신에게 필요한 충분한 수면 시간이 얼마인지 알 필요가 있습니다. 그러나 이것은 아직까지는 어떤 검사 방법으로도 알 수가 없습니다. 각자 일상생활 속에서 깨달아야 합니다. 일반적으로 성인에게 충분한 수면 시간은 7~8시간 정도라고 하지만 개인차가 있습니다. 4시간만 자도 일상생활에 전혀 문제가 없는 쇼트 슬리퍼도 있고, 9~10시간이 필요한 롱 슬리퍼도 있습니다. 평소 일상생활에서 자신에게 필요한 수면 시간을 갖도록 생활리듬을 유지하는 것이 좋습니다.

너무 바쁜 현대인들이 주중에 이런 충분한 수면 시간을 갖지 못한다면 주말에 2시간 정도 수면 보충을 하는 것이 도움이 될 수 있습니다. 국내 청소년 및 성인을 대상으로 한 조사에서 주말의 수면 보충이 우울, 비만, 고혈압 위험을 낮춘다는 연구 결과가 나왔습니다. 하지만 이런 연관성은 주중에 충분히 수면을 취하는 경우에는 연관성이 없었습니다. 즉, 주중에 충분한 수면을 취하지 못하는 경우는 주말에 수면 시간을 보충해주는 것이 도움이 된다는 것을 보여줍니다.

그렇다고 해서 주말에 지나치게 오래 자면 월요일부터 시작되는 일상생활에 악영향을 끼칠 수 있습니다. 주중과 주말의 수면 시간의 격차만큼 시차가 다른 지역에 여행을 다녀온 것과 같은 시차 부적응 효과(사회적 시차, social jet lag)가 나타나기 때문입니다. 주말과 주중의 수면

시차 부적응 효과

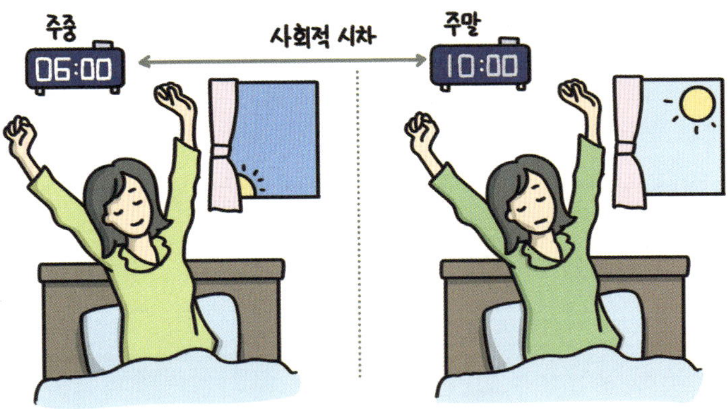

시간의 격차가 너무 심하면 새로운 한 주를 시작하는 데 어려움이 많아지고, 주중 수면이 지나치게 부족하다는 것을 나타낼 수 있으며, 오히려 건강에 나쁠 수 있습니다.

환문명답

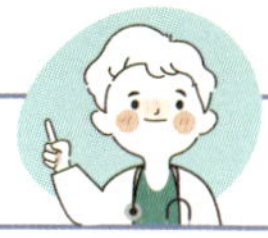

평소 활기차게 생활하기 위해 자신에게 필요한 수면 시간을 확보하도록 스스로 노력해야 합니다. 하지만 여러 가지 이유로 주중에 수면 시간을 충분히 가지지 못했을 때 주말에 수면 시간을 보충해주면 피로 회복 및 비만, 우울, 고혈압 등 만성 질환 예방에 도움이 됩니다. 하지만 주중과 주말의 수면 시간 격차가 지나치게 크면 월요병의 원인이 될 수 있고, 오히려 건강을 해칠 수 있으니 주의가 필요합니다.

8

잠을 많이 자면 키가 크나요?

잠과 성장 호르몬은 어떤 관계가 있을까?

"잠 안 자면 키 안 큰다!"

어릴 적에 누구나 한번쯤은 들어본 이야기입니다. 그럼 잠을 많이 자면 키가 클까요? 잠과 성장은 어떤 관계가 있는 걸까요?

물론 잠을 많이 자는 것이 직접적으로 키를 크게 하는 요인은 아닙니다. 사람의 키는 주로 유전적인 요소와 영양 상태, 건강 상태, 활동 수준 등 여러 가지 요인의 영향을 받습니다. 그러나 우리의 성장, 즉 키를 크게 하는 데 주된 역할을 하는 성장 호르몬이 수면과 깊은 연관성이 있기 때문에 충분한 수면이 키를 크게 하는 주요 요인인 것은 분명합니다.

이러한 성장 호르몬과 잠의 관계를 좀 더 자세히 살펴보겠습니다.

성장 호르몬은 뇌의 중심부인 뇌하수체에서 분비되는데, 우리 몸의 대사와 골격근과 장골을 성장시키며 신체의 최종 크기를 결정하는 역할을 합니다. 이러한 호르몬은 나이와 성별에 따라 분비 형태가 달라지는데, 태어나고 몇 년 동안은 미비하다가 유년기 동안에 높은 수준으로 유지되며 사춘기가 되면 최고치로 분비됩니다. 이후 성인이 되면 점차적으로 줄어들다가 노년기에는 성장 호르몬의 분비가 현저히 감소합니다. 그리고 남성은 성장 호르몬이 짧은 시간 동안 최고치로 분비되며, 여성은 장시간 동안 완만한 변화 폭을 보이며 지속적으로 분비됩니다.

이러한 성장 호르몬은 일정한 일주기로 분비됩니다. 우리 신체는 약 24시간 주기의 일주기 리듬을 지니고 있습니다. 즉, 수면-각성 주기와 그에 따른 활동성, 체온의 변화 및 호르몬 분비 양상 등이 일주기성을 나타냅니다. 즉, 낮에는 활동이 활발해지고 신체 온도도 높아지며 스트레스 호르몬이 왕성하게 분비되고, 밤이 되면 체온도 떨어지고 호흡이나 심장 활동도 늦어지며 몸이 회복기에 접어들게 됩니다. 성장 호르몬의 분비는 일주기 중 밤에 증가하는 경향이 있으며, 이는 체내의 다양한 생체 리듬과 연관되어 있습니다. 특히 성장 호르몬은 수면 중에 분비되는데, 이른 밤 깊이 잠이 들었을 때 가장 왕성하게 분비됩니다. 그러므로 성장기에 충분한 수면을 취하는 것은 성장 호르몬의 분비를 촉진하고, 이는 결과적으로 키 성장에 중요한 영향을 미칠 수 있습니다.

성장호르몬과 수면의 관계

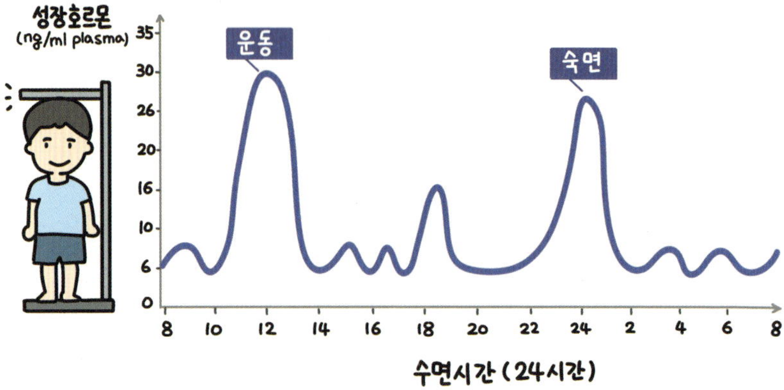

잠과 연관된 '성장을 방해하는 요인'들은 어떤 것이 있을까?

성장 호르몬은 이른 밤 깊은 수면 중에 가장 왕성하게 분비되므로, 성장기에 잠을 적게 잔다면 성장에 문제가 될 수 있습니다. 연령별로 권장 수면 시간이 조금씩 다르지만, 적어도 성장이 왕성한 유소년기에는 8시간 이상 충분한 수면을 취할 필요가 있습니다.

또한 잠과 연관된 중요한 요인 중 하나가 비만입니다. '수면-비만-성장', 이 세 가지는 긴밀한 관계가 있습니다. 잠을 늦게 자면 우리 뇌에서는 식욕을 촉진시키는 그렐린(ghrelin)이라는 호르몬이 분비되어 자꾸 허기를 느끼게 만들어 야식을 먹는 습관이 생기게 됩니다. 밤에 간식을 먹는 것은 비만을 일으키는 나쁜 습관입니다. 실제 코로나 시기에 집에 머무는 시간이 길어지면서 아이들의 수면 습관이 깨지고 식

습관도 불규칙해졌고 그에 따라 고도비만이 증가하는 양상이 나타나기도 했습니다.

유소년기 비만은 성장을 저해하는 주요한 요인 중 하나입니다. 성장에 필수적인 성장 호르몬은 우리의 키를 자라게 하는 일뿐만 아니라 우리 몸에 쌓인 지방을 태우는 일도 합니다. 그런데 비만이 되면 성장 호르몬이 지방을 태우는 데에만 집중적으로 쓰이게 되니 성장이 더딜 수밖에 없습니다. 그러므로 규칙적인 수면 습관을 가진다면 비만을 막을 수 있으며, 충분한 수면을 통해 성장 호르몬이 분비되어 키가 클 수 있습니다.

현문명답

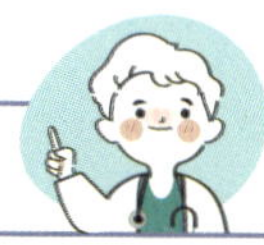

우리 몸의 성장과 대사에 중요한 역할을 하는 성장 호르몬은 이른 밤 깊은 잠에 들었을 때 왕성하게 분비됩니다. 늦게 그리고 적게 자는 수면은 성장 호르몬의 분비를 억제할 뿐만 아니라, 늦은 밤 식욕을 촉진하여 비만을 유발하는 위험 요소로 작용하기도 합니다. 비만이 되면 성장 호르몬이 지방세포를 태우는 데에만 집중하기 때문에 성장을 더욱 저해하게 됩니다.

그러므로 올바른 성장을 위해서는 충분한 수면과 생활 습관이 중요합니다. 규칙적인 운동, 올바른 식습관 및 늦게까지 TV나 핸드폰 보지 않기 등의 올바른 생활 습관을 통한 규칙적인 수면 패턴을 갖는 것이 필요합니다.

9

꿈을 자주 꾸는데 얕은 잠만 자고 있는 것은 아닌가요?

잠자는 동안 누구나 꿈을 꿀까?

꿈을 꾸는 것이 정상일까요? 꿈을 많이 꾼 날은 잠을 제대로 잔 것 같지 않고, 꿈을 전혀 꾸지 않은 것 같은 날은 푹 잔 것처럼 느껴집니다. 그러나 정상 성인이라면 누구나 하룻밤 수면 중 약 4~5번 정도의 꿈수면을 가집니다. 그럼 우선 정상 성인의 수면에 대해 먼저 알아보겠습니다.

수면은 비렘수면(Non-REM sleep)과 렘수면(REM sleep)으로 구성되어 있고, 렘수면이 바로 꿈을 꾸는 꿈수면을 말합니다. 꿈을 꾸지 않는 비렘수면은 잠의 깊이에 따라 1단계, 2단계, 3단계로 나뉩니다. 1단계는 얕은 잠을 말하며, 2단계는 조금 더 수면이 깊어지는 단계이고, 3단계는 아주 깊은 수면을 말합니다. 일반적으로 잠잘 준비를 하고 잠자리에 들면, 먼저 1단계의 얕은 수면에서 2단계, 3단계의 깊은 수면으로 서서히 진행하고 이후 꿈을 꾸는 렘수면으로 들어가게 됩니다. 이러한 렘수면은 보통 잠자리에 든 후 약 90~120분 정도에 들어가게 됩니다. 이후 계속 꿈을 꾸는 것은 아니고, 다시 비렘수면의 단계로 가게 됩니다. 이러한 '비렘수면-렘수면-비렘수면'의 사이클이 보통 아침까지 약 4~5번 정도 반복됩니다. 이렇게 반복되는 렘수면은 주로 수면 초반부에는 짧게 유지되지만, 수면 후반부인 새벽 즈음이 되면 렘수면의 시간이 점점 더 길어집니다. 즉, 이른 아침에 꿈을 더 많이 꾼다는 것입니다.

수면 사이클

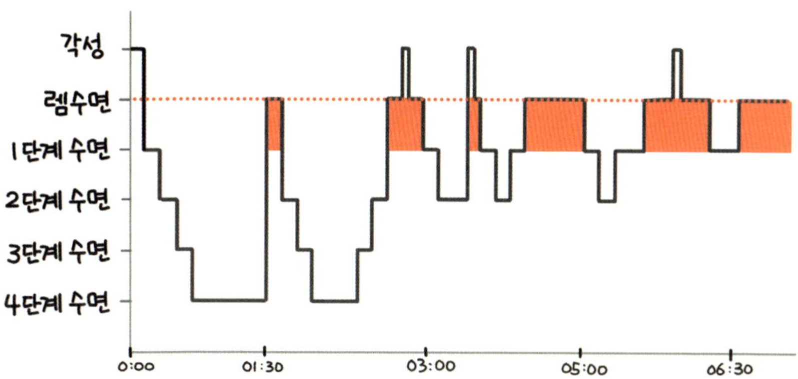

렘수면은 우리 뇌기능에 아주 중요한 역할을 합니다. 꿈을 꾸는 것이 결코 나쁜 것이 아닙니다. 비렘수면 시간은 주로 전신 근육의 긴장이 풀어지고, 심박수도 느려지고, 호흡도 안정되면서 하루의 피로가 풀리는 시기라고 생각하면 됩니다. 반면, 렘수면 시간은 뇌가 회복되는 시간입니다. 하루 동안 열심히 일했던 뇌가 기억할 중요한 내용을 뇌의 중요한 곳에 저장하며 하루의 일과를 정리하는 시간입니다. 그래서 간혹 잠들기 전에 걱정거리가 많다거나 한 가지 생각에 몰두한다거나 두렵거나 다소 폭력적인 영화를 보다가 잠이 든다면, 그러한 장면이나 일들에 관한 꿈을 꿀 수도 있습니다. 이렇게 뇌기능에 렘수면이 중요하기 때문에, 소아청소년기의 하루 수면에서 렘수면이 차지하는 비율이 성인 및 노년층에 비해 더 많은 비중을 차지합니다. 이는 소아청소년들이 충분한 수면을 취하는 게 중요한 이유이기도 합니다. 이렇듯 잠잘 때 꿈을 꾸는 것은 전혀 해로운 것이 아닙니다.

꿈을 많이 꿔서 불편한 수면이 지속된다면, 어떻게 치료할 수 있을까?

그렇다면 왜 꿈을 꾸는 수면 때문에 수면의 질이 나쁘다고 느끼는 사람들이 있는 걸까요? 일반적으로 사람들은 수면 중 꿈의 내용을 잘 기억하지는 못합니다. 다만, 렘수면 시에는 뇌가 활발하게 활동하고 있는 상태이기 때문에 꿈을 꾸면서 잠깐씩 깰 때 뇌가 각성되면서 꿈의 내용을 저장하고 기억할 수 있게 됩니다. 그러므로 렘수면 시 잦은 각성, 즉 깨게 되거나 뒤척이는 경우가 많은 사람들은 꿈을 더욱 생생하게 느끼는 것입니다. 보통 렘수면이 수면의 후반부, 즉 새벽에 많아지고 주로 이른 새벽에 잠을 뒤척이면서 자주 깨기 때문에 결국 아침에 일어나서 '밤새 꿈을 꾸느라 한숨도 못 잤네.'라고 생각하게 되는 것입니다.

반대로, 꿈을 많이 꿔도 수면 중 각성이 별로 없이 잘 자는 사람들은 꿈 내용을 전혀 기억하지 못합니다. 그러므로 꿈을 많이 꿔서 잠을 잘 못 잔 것이 아니라, 깊은 잠을 못 자고 수면 중 잦은 각성이 생기면서 꿈을 많이 기억하게 된 것입니다. 결과적으로는 기상 시 꿈을 많이 기억하고 불편한 느낌을 갖는 사람들은 잠을 푹 자지 못한 것이 맞습니다. 그러므로 꿈을 탓하기보다는 수면 시 잦은 각성, 즉 수면의 유지가 잘 되지 않는 부분에 대해 한번 생각해볼 필요가 있습니다.

정상적인 상태에서도 수면 중 약 12회 정도의 각성은 있을 수 있습니다. 그러나 수면 중 잦은 각성 때문에 아침에 피곤하고 꿈도 많이 꾼 것 같은 불편감이 지속된다면 이에 대해 점검해볼 필요는 있습니다.

수면 중 잦은 각성의 주된 원인으로 '폐쇄수면무호흡증'이 있고, 그 외 수면 중 다리를 떠는 '주기성 사지운동장애', '야뇨증' 등이 있습니다. 이들은 수면 중 호흡이 불편하거나 다리가 떨리거나 소변이 마렵거나 하는 기질적인 원인들 때문에 수면 유지가 안 되는 질환이므로, 의사에게 상담을 받고 수면다원검사를 통해 정확한 진단을 받는 것이 좋습니다. 기질적인 원인을 잘 치료하면서 밤중 수면이 잘 유지된다면 잦은 각성이 줄어들어 꿈이 불편하지 않을 것입니다.

또 다른 한 가지 원인은 '불면증'입니다. 잠자리에서 늦게까지 TV 보기, 핸드폰 하기, 술 마시기 등과 같은 잘못된 수면위생과 심리적 스트레스가 원인일 수 있고, 이러한 불면증이 3개월 이상 지속되고 이로 인하여 낮 동안 피곤하고 낮 활동에 지장을 준다면 치료를 받는 것이 좋습니다. 불면증에는 인지행동치료라는 심리치료를 1차적으로 추천하며, 꼭 필요한 경우 적절한 수면제를 처방받는 것도 증상 호전에 도움을 줄 수 있습니다.

환문명답

꿈을 꾸는 것은 정상적인 수면의 과정이므로 문제가 되지 않습니다. 그러나 꿈의 내용을 기억하고 이 때문에 아침에 개운하지 않으며 수면의 질이 떨어진다고 느끼는 것은 수면 중 잦은 각성으로 인하여 충분한 수면을 취하지 못했기 때문이고, 이로 인해 꿈을 기억하게 되는 것입니다. 그러므로 이러한 증상이 지속된다면 수면 중 잦은 각성의 원인을 잘 찾아서 적절한 치료를 받는 것이 필요합니다. 기본적으로, 올바른 수면위생(규칙적인 생활 습관, 늦은 밤 TV 시청이나 핸드폰 하지 않기, 술 마시고 잠들지 않기)을 잘 지킨다면 증상이 좋아질 수 있습니다. 그러나 밤 동안의 불편한 수면으로 낮 생활에 지장을 주고 심리적 스트레스가 지속된다면, 폐쇄수면무호흡증, 만성 불면증 등이 원인일 수 있으므로 전문의에게 진료를 받아보는 것이 필요합니다.

10

꿈을 많이 꾸는데 어떻게 하나요? 치료 방법이 있나요?

꿈과 수면은 어떤 관계일까?

꿈을 자주 꿔서 다음 날 피곤하다고 호소하는 환자가 수면 진료를 받은 경우는 드물지 않습니다. 환자는 잦은 꿈 때문에 편안하고 깊은 잠을 자지 못한다고 호소합니다. 다음 날 개운하지 않고, 낮 동안 졸리고 무기력하고 피곤한 증상도 잦은 꿈 때문이라고 얘기합니다. 꿈은 무엇이고, 수면에 어떤 영향을 미치기에 이런 상황이 발생하는 걸까요?

꿈은 잠자는 동안 일어나는 이미지, 생각 또는 감정의 경험입니다. 시각적 이미지가 가장 일반적이지만 모든 감각을 포함할 수 있다고 알려져 있습니다. 특히 시각 장애인의 경우 소리, 맛, 냄새처럼 평소 자신이 경험하는 자극이 꿈을 구성합니다. 많은 수면 전문가들이 잠자는 동안 뇌에서 무슨 일이 일어나는지 계속 연구하고 있지만, 아무도 우리가 왜 꿈을 꾸는지 확실히 알지는 못합니다.

꿈에 대해 설명하려면 정상적인 수면의 구조를 알아야 합니다. 사람의 수면은 잠이 든 후 한 가지 형태가 지속되는 것이 아니라 시간에 따른 특정 패턴이 반복되는 구조를 가지고 있습니다. 수면의 구조는 나이에 따라 변하지만, 대표적인 형태를 아는 것은 꿈과 관련된 문제를 이해하는 데 도움이 됩니다.

수면은 크게 비렘수면과 렘수면으로 나눕니다. 비렘수면은 뇌가 상대적으로 비활성화되어 있으나 몸은 움직일 수 있는 상태입니다. 비렘수면은 반응 소실의 깊이와 뇌파 파형에 따라 N1, N2, N3의 세 단계로 분류합니다. 렘수면은 뇌는 활성화되어 있으나 근육은 마비된 상태로, 뇌파의 활성화, 급속 눈운동, 호흡근과 눈근육을 제외한 근육의 근긴장 소실이 특징입니다. 서로 다른 특성을 가진 두 수면 패턴이 밤 동안 4~5회 반복되는 것이 일반적인 수면의 구조입니다.

꿈은 주로 렘수면 중에 경험하기 때문에 렘수면을 꿈수면이라 부르기도 합니다. 대개 70~80% 정도의 꿈은 렘수면 시기에 꾸게 되고, 나머지 10~20% 정도의 꿈은 비렘수면 시기에 꿉니다. 렘수면은 전체 수면 중 일부분(전체 수면의 20%, 평균 1시간 30분)밖에 되지 않으므로 사람은 잠을 자면서 꿈을 꾸는 시간보다는 꾸지 않는 시간이 더 많습니다.

꿈은 정상적인 수면 활동의 하나로 이해되지만 꿈을 많이 꾸는 렘수면이 늘어나거나 혹은 자면서 꿈이 너무 많아지면 잠을 푹 자지 못한 느낌을 갖게 됩니다. 실제로 꿈을 전혀 꾸지 않는다고 말하는 사람

렘수면과 비렘수면의 구분, 수면의 구조

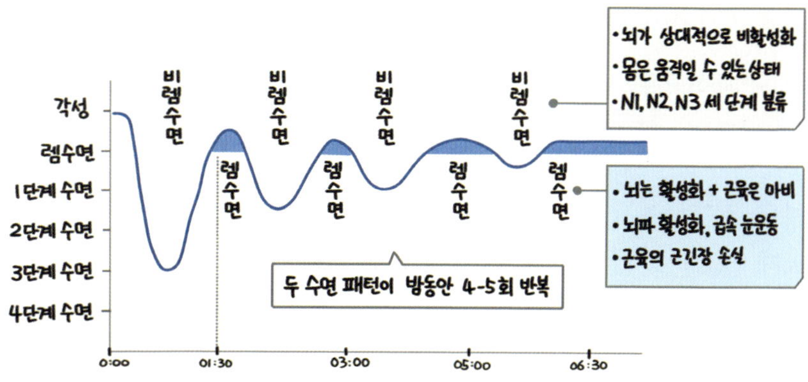

에게 수면 검사를 통해 렘수면을 확인하고 렘수면이 끝나자마자 억지로 잠을 깨워서 물어보면 꿈을 기억해내는 경우가 많다고 합니다.

꿈을 많이 꾼다는 것은 꿈을 많이 기억한다는 것이고, 그것은 렘수면 단계에서 자주 깼다는 것을 의미합니다. 따라서 꿈을 많이 꾸는 것은 오히려 자주 깼다는 것을 시사하고, 자주 깨는 문제가 다음 날 피곤 등 꿈과 관련된 불편감의 원인일지 모릅니다.

꿈의 치료는 가능할까?

꿈과 관련된 대표적인 질환은 악몽장애와 렘수면행동장애가 있습니다.

먼저 악몽장애는 생존이나 안전을 위협하는 극도로 불쾌한 꿈을 반복적으로 꾸고 꿈의 내용을 선명하게 기억하는 질환입니다. 이로 인해 기분장애(불안, 불쾌)나 수면에 대한 두려움으로 입면이 어려워지고, 결과적으로 사회생활이나 직업적 업무 수행에 어려움을 겪게 됩니다. 일주일에 1회 이상 발생한 경우 질환으로 진단합니다. 악몽장애의 경우 유병률이 연구마다 다양하고, 치료 또한 동반 질환에 따라 다르게 권고되고 있어 일률적인 접근에는 한계가 있습니다.

두 번째, 렘수면행동장애는 렘수면 중 꿈꾸는 행동이 실제 움직임으로 나타나는 것을 특징으로 합니다. 잠을 자면서 소리를 지르거나 복합적인 움직임을 드러내거나 과격한 행동이 렘수면 중 나타나고, 수면다원검사에서 렘수면 중 정상적으로 나타나는 근육긴장 소실이 확인되지 않으면 렘수면행동장애로 진단할 수 있습니다. 고령의 남자에게서 잘 발생하며 렘수면행동장애 환자의 많은 수가 파킨슨병과 루이소체치매로 대표되는 신경퇴행성 질환으로 진행할 수 있다고 알려져 있습니다. 따라서 앞의 두 질환과 연관이 있는 경우 혹은 두 질환이 아니라 하더라도 꿈과 관련된 수면장애가 낮시간 동안 기능적으로 상당한 장애를 동반한다면 적절한 치료가 필요합니다.

특정 치료에 앞서 꿈을 줄이려면 잘 자려는 노력이 필요합니다. 깨지 않고 숙면을 취할 수 있으면 그만큼 기억에 남는 꿈의 횟수도 줄어들게 됩니다. 잠을 잘 자기 위한 기본 원칙인 수면위생 중 가능한 항목을 실천하는 노력이 먼저입니다. 규칙적인 수면 습관, 숙면에 도움이 되는 수면 환경 유지, 운동이나 카페인 섭취 조절, 음주 습관, 침대에서 텔레비전이나 핸드폰을 보는 습관 등을 고치려는 노력입니다.

다음으로 꿈을 자주 꾸는 것이 렘수면 단계에서 자주 깨는 것과 연관이 있는지, 앞서 언급한 악몽장애나 렘수면행동장애에 해당하지 않는지 등은 수면 전문가와 상의하고 필요하면 수면다원검사를 통해서 확인할 것을 권고합니다. 수면다원검사를 바탕으로 적절한 치료가 무엇일지 결정할 수 있습니다.

환문명답

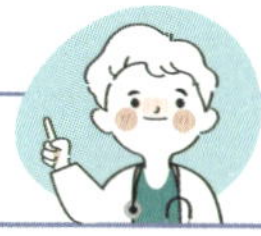

잦은 꿈으로 인한 불편은 렘수면 시기의 수면 단절과 연관이 있을 수 있습니다. 또한 꿈과 관련된 대표적 질환인 악몽장애와 렘수면행동장애 여부를 진료를 통해 상담하는 것이 좋습니다. 꿈을 줄이려는 노력은 잘 자려는 노력과 많은 부분이 동일합니다. 수면위생 관리를 충분히 잘 하는데도 호전되지 않는다면 렘수면 시기의 수면 단절을 수면다원검사를 통해 확인하거나, 꿈과 관련된 질환을 진단해보기 위해 수면 전문의에게 진료를 받아보는 것이 필요합니다.

11

수면장애라고 하면 보통 '잠에 잘 들지 못하는 것'을 떠올리는데, 수면장애에도 종류가 있나요?

수면장애의 종류에는 무엇이 있을까?

자식의 수학능력시험 전날 잠을 못 이루던 어머니의 그 밤은 수면장애였을까요? 매일같이 온라인게임을 하다가 올빼미가 되어버렸던 20대 그 시절의 밤은 수면장애였을까요? 갓 태어난 아들의 수유 때문에 밤잠을 설치던 초보 엄마의 매일 밤은 수면장애였을까요?

밤에 잠을 이루지 못하는 증상을 불면증이라고 합니다. 따라서 질문을 되짚어보면, 수면장애라고 하면 보통 불면증을 떠올린다는 이야기가 됩니다. 그 맥락에서 제목을 다시 말한다면 "수면장애라고 하면 보통 '불면증'을 떠올리는데, 수면장애에도 종류가 있나요?"라고 할 수 있습니다. 불면증은 다양한 수면장애 중의 일부이기 때문입니다.

다른 질문으로 비유해볼까요? 자동차의 종류에 대해서 질문한다면, “자동차라고 하면 보통 ‘트럭’을 떠올리는데, 자동차에도 종류가 있나요?” 정도로 표현할 수 있겠습니다.

수면장애란 누구나 한번쯤 들어본 단어지만, 아직도 막연한 그 어떤 것입니다. 하지만 이상할 것도 아닙니다. 우리 인류가 처음으로 수면장애를 분류하기 시작한 것이 1974년, 다시 말해서, 인류가 수면장애를 질병으로 분류한 것이 불과 50년 전이었기 때문입니다. 이제 다음 여섯 가지 수면장애의 종류를 알아보면서, 인류의 50년 지식을 한 번에 습득할 수 있습니다.

최신 신경학 교과서인 《신경학》4판에 따르면, 수면장애의 종류는 다음과 같습니다.

- ▶ **불면증:** 적절한 수면의 기회와 환경에도 불구하고, 잠에 드는 것이 힘들거나, 잠든 후 자주 깨거나, 너무 일찍 깨거나, 또는 수면의 질이 나쁜 수면장애입니다. 흔한 예로는 만성 불면장애가 있습니다.
- ▶ **수면관련호흡장애:** 수면 중 호흡, 즉 숨을 쉬는 것이 비정상적인 수면장애들을 통틀어 일컫는 용어입니다. 흔한 예로는 폐쇄수면무호흡장애가 있습니다.
- ▶ **과다졸림의 중추장애:** 뇌를 제외한 다른 장기의 문제가 아닌, 뇌 속의 어떤 문제 때문에 심한 낮의 졸음이 지속적으로 발생하는 수면장애입니다. 흔한 예로는 기면병이 있습니다.
- ▶ **일주기 리듬 수면각성장애:** 생체시계의 수면 시간과 외부 환경의 불일치로 인한 수면장애입니다. 가장 흔한 예로는 시차 장애(jet lag disorder)

가 있습니다.

▶ **사건수면:** 원치 않는 비정상적인 운동, 행동, 감정 혹은 인식 등이 잠자는 동안 혹은 잠이 들거나 잠에서 깰 때 일어나는 수면장애입니다. 흔히 이야기하는 몽유병이 여기에 속합니다.

▶ **수면관련운동장애:** 단순하고 일정한 운동 증상이 수면과 관련되어 나타나서 수면을 방해하는 수면장애입니다. 하지불안증후군을 예로 들 수 있습니다.

수면장애의 종류

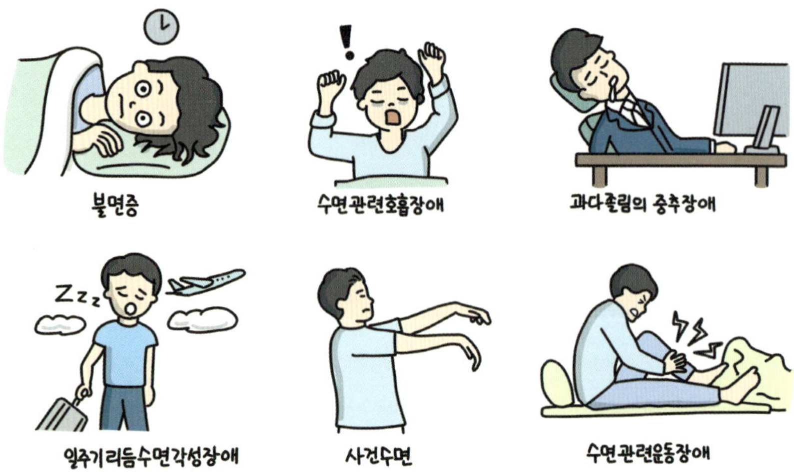

이 여섯 가지 수면장애를 좀 더 쉽고 간단하게 표현하면 다음과 같습니다. 불면증은 '잘 못 자는 병', 수면관련호흡장애는 '자는 중에 숨을 잘 못 쉬는 병', 과다졸림의 중추장애는 '너무 심한 졸음', 사건수면

은 ‘수면과 관련된 사건들’, 수면관련운동장애는 ‘잠과 관련된 움직임’ 정도로 간추릴 수 있습니다.

환문명답

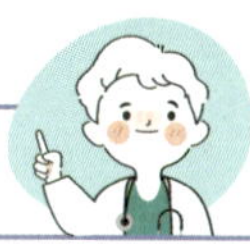

수면질환의 범위는 잠을 잘 때뿐 아니라 잠에 들기 전과 후를 포함합니다. 현대 의학은 수면장애를 질환의 기전이나 특징에 따라 여섯 가지로 분류합니다. 그 종류로는 불면증, 수면관련호흡장애, 과다졸림의 중추장애, 일주기 리듬 수면각성장애, 사건수면, 수면관련운동장애가 있습니다.

12

겨울철에 수면장애가 증가한다고 하는데, 맞는 얘기인가요? 계절의 영향이 있나요? 그렇다면 왜 그러는지요?

겨울철에 증가하는 수면장애?

겨울철에는 불면증이 증가할 수 있습니다. 또한 계절성 정서장애 또는 계절성 우울증(seasonal affective disorder)과 같은 가을, 겨울에 발생하는 기분장애에서 수면 시간 지연과 과다수면을 보이기도 합니다.

수면질환은 아니지만, 일조량이 적어서 이 영향으로 렘수면이 여름에 비해 길어집니다. 겨울철에 수면무호흡증이 악화된다는 보고도 있는데, 이는 추운 날씨에 건조한 공기의 영향으로 호흡에 방해를 받기 때문이라고 추정합니다.

계절이 수면장애에 미치는 영향과 이유는?

겨울철에는 해가 짧아 일조량이 낮아져 일주기 리듬을 맞추는 데 필요한 자연광, 짧은 파장의 청색광 자극이 줄어들게 됩니다. 일조량도 부족하지만, 추운 날씨로 인해 외출이 어려워져 외부 활동이 줄어들고, 충분한 빛 자극을 받기도 어렵습니다. 이로 인해 일주기 동안 빛 자극 변화에 의해 조절되는 멜라토닌의 생성이 부족해집니다.

따라서 겨울의 낮은 일조량으로 인해 일주기 리듬이 지연되고, 수면의 질이 떨어지게 됩니다. 또한 일주기 리듬이 지연되어 잠들기가 어렵고 다음 날 아침에 일어나기가 어려운 수면 시간 지연과 아침 과다수면을 보일 수 있습니다.

겨울철 수면장애에 대처하는 방법은?

충분한 빛 자극을 받아서 부족한 일조량에도 일주기 리듬이 잘 유지될 수 있도록 하는 것이 중요합니다. 아침에 일어나서 30분~1시간 뒤 햇볕을 쬐거나, 조명기구를 이용해서 빛 자극을 받는 것이 도움됩니다. 또한 보온에 주의하여 낮시간 동안 운동을 해주는 것이 밤에 적절한 수면을 취하는 데 도움이 됩니다.

수면무호흡증이 있는 환자라면 실내 공기가 건조하지 않도록 습도를 조절해주는 것이 도움됩니다.

겨울철에 발생하는 다양한 수면장애에 대처하는 법

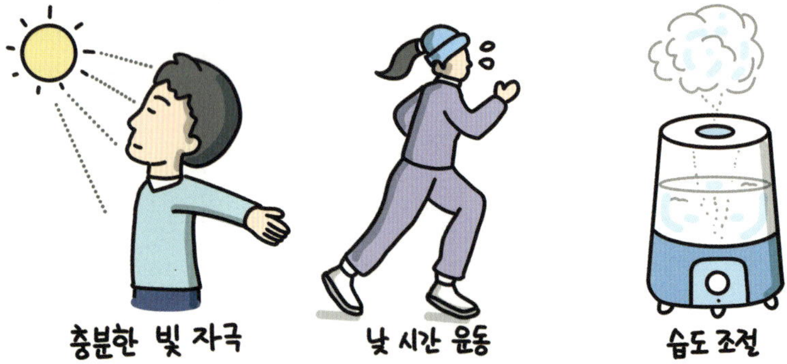

환문명답

겨울철에는 일조량이 적어짐으로 인해 불면증, 기분장애와 연관된 수면의 변화가 발생할 수 있습니다. 겨울철에도 잘 자려면 중추시계가 잘 작동하여 24시간 일주기 리듬을 유지할 수 있도록 아침과 낮 시간에 충분히 빛 자극을 받는 것이 중요합니다.

2장

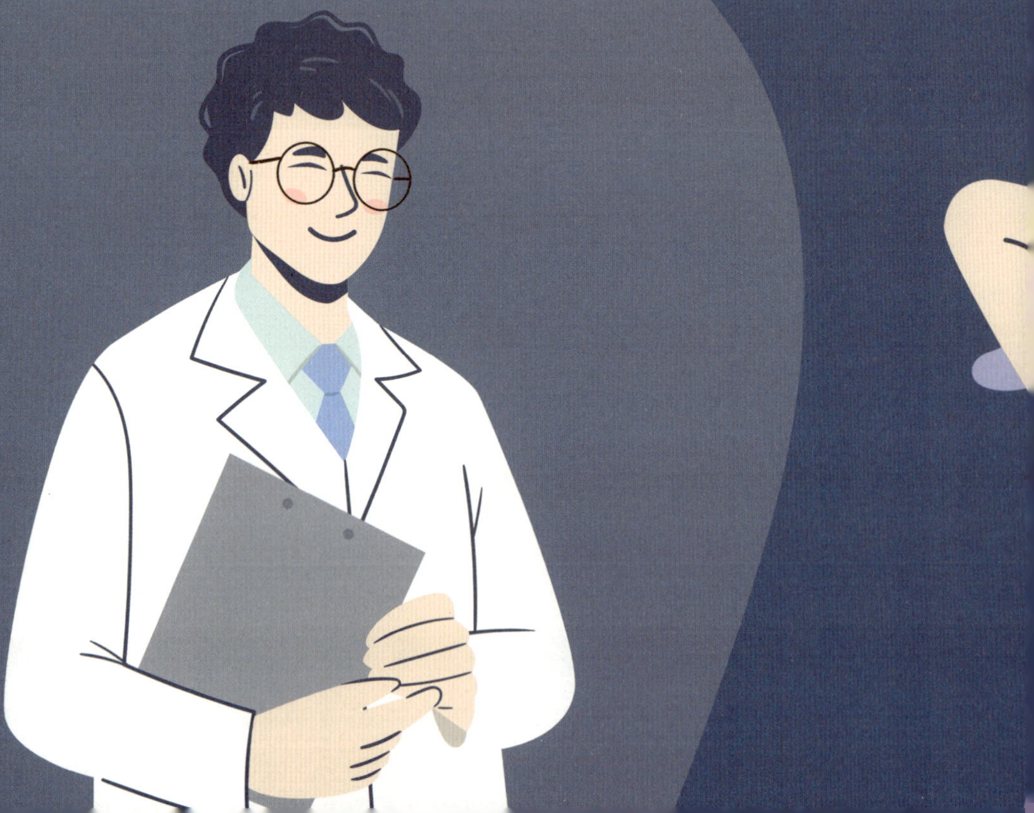

수면장애의 이해
: 불면증

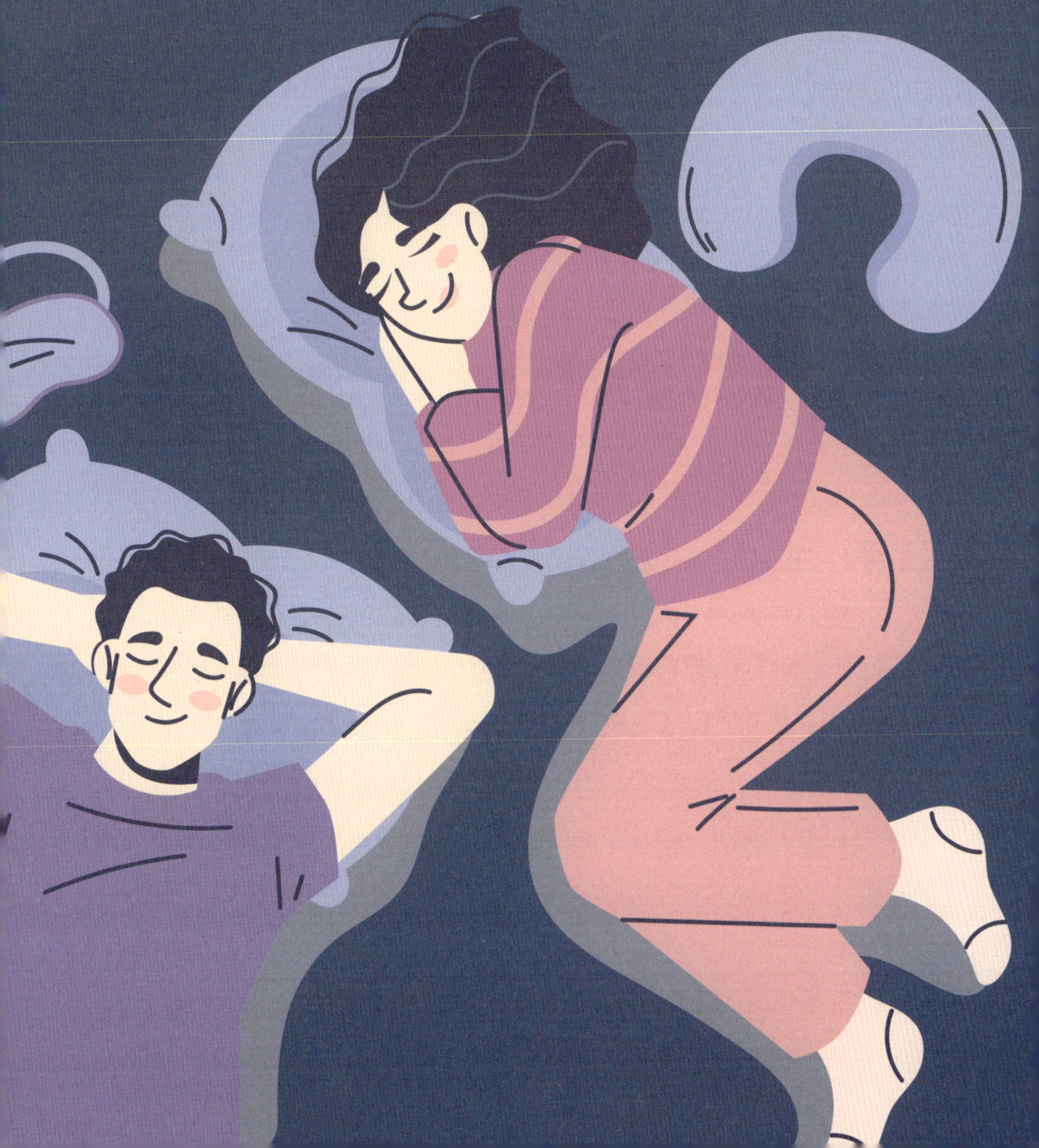

13

왜 잠이 오지 않나요?

잠이 오지 않는 것이 병일까?

불면증은 적절한 수면 환경에서 충분한 수면 시간이 주어져도 말 그대로 잠을 이루지 못하거나, 잠을 자는 도중 자주 깨고, 다시 쉽게 잠을 이루지 못하는 증상을 일컫습니다. 하지만 잠이 오지 않는 것을 무작정 병으로 보지는 않습니다. 예를 들어, 수험생이 열심히 시험을 준비하는 과정에서 시험 전날 시험에 대한 걱정 때문에 하룻밤 잠을 이루지 못했다고 해서 병원을 찾을 필요는 없습니다. 하지만 시험이 끝난 뒤에 불면에 대한 유발 요인이 없어졌음에도 불구하고, 일주일에 3회 이상 잠이 오지 않는 증상과 그로 인해 낮 활동에 불편함이 발생하는 것이 3개월 이상 지속된다면 정확한 진단과 치료를 받기 위해 가까운 수면 클리닉에 내원해야 합니다.

이와 같은 증상을 만성 불면장애라고 합니다. 만성 불면장애는 전체 성인 10명 중 1명이 가지고 있는 전 세계적으로 가장 흔한 수면장애이며, 최근에는 코로나19의 영향으로 사람들의 사회적인 활동이 위축되고 자영업자들의 스트레스가 올라가면서 불면증을 호소하는 사람들의 수가 증가하는 양상을 보이고 있습니다. 만성 불면장애는 당뇨, 고혈압을 포함한 다양한 만성 질환과 우울증, 불안장애 등 기분질환과 연관이 있어 정확한 진단과 치료가 필요하지만 아직도 만성 불면장애의 증상을 단순히 예민한 성격 또는 과도한 카페인 복용 탓으로 돌리는 인식이 팽배합니다.

불면증, 원인이 무엇일까?

불면증 발생에 영향을 줄 수 있는 원인들 중 생활 습관은 과도한 음주 및 흡연부터 만병의 근원인 스트레스까지 다양합니다. 학교나 직장생활 등 사회활동을 통해 발생한 스트레스에 대한 우리 몸의 생리적인 반응들은 우리가 잠을 잘 수 없게 합니다. 정상적일 경우에는 일시적인 현상으로 끝나지만, 이러한 반응들은 개인적인 차이가 있으므로 불면증이 오래 지속되는 경우, 만성화되기 이전에 수면 클리닉에 내원하여 상담받는 것이 좋습니다.

불면증의 원인들

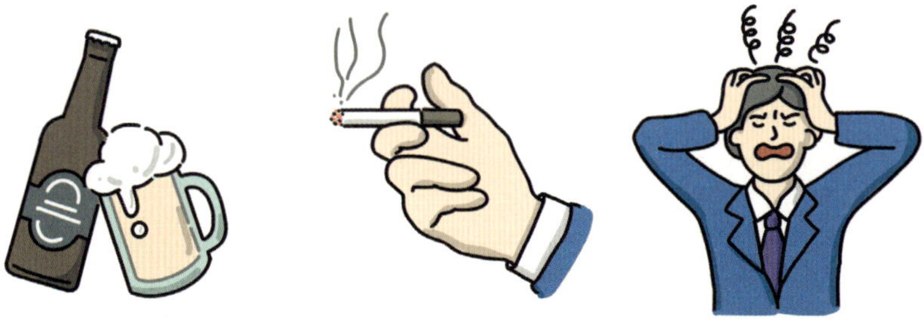

음주 흡연 스트레스

두 번째로, 수면위생과 관련한 문제들은 불면증을 일으킬 수도 있고, 발생한 불면증을 만성화시킬 수도 있습니다. 불규칙한 수면 시간, 침대에서 휴대폰 등의 전자기기 사용, 잠자리에 적합하지 않은 시끄럽거나 너무 밝은 수면 환경 등은 불면증뿐 아니라 기분장애를 발생시키고 악화시키는 것과도 연관이 있기 때문에 수면위생을 개선하고 유지하는 것이 불면증의 치료 및 예방에 중요합니다. 특히 젊은 사람들이 잠들기 전에 침대에서 전자기기를 사용하는 경향이 높고, 주중 및 주말 수면 시간이 서로 다른 경우가 많으므로 이에 대한 주의가 필요합니다.

세 번째로, 신체의 노화는 수면 효율을 떨어뜨리고 일주기 리듬의 변화를 초래하므로 노인들은 불면증 발생에 취약할 수 있습니다. 노인이 되면 만성 질환의 발생 위험도 증가하기 때문에 병용하는 약물이 많고, 질환 자체 또는 신체 노화로 인해 낮 동안의 신체 활동이 감소해 햇빛 노출이 줄어들어서 밤에 불면 증상이 발생할 위험이 더욱 높아집니다. 불면증과 관련 있는 약물들은 고혈압약, 천식약, 항우울제 등 다양하므로, 불면증 증상이 있어 수면 클리닉에 내원한 경우 수면 전문가에게 복용 중인 약물들을 보여줄 필요가 있습니다.

마지막으로, 밤 동안에 증상이 나타나는 여러 가지 수면장애들도 불면증을 일으킬 수 있습니다. 예를 들어 "자려고 누우면 양쪽 다리에 벌레가 기어가는 증상이 있어 잠을 잘 수가 없습니다."라고 호소하는 환자의 경우 불면증의 원인이 밤중에 다리에 발생하는 이상감각이므로, 이를 일으킬 수 있는 하지불안증후군에 대한 평가와 치료가 우선 선행되어야 합니다. 이외에도 다양한 수면장애들이 불면증을 일으킬 수 있으므로, 만성 불면장애가 의심되는 경우, 수면 클리닉에 내원하여 정확한 감별진단을 시행해야 합니다.

환문명답

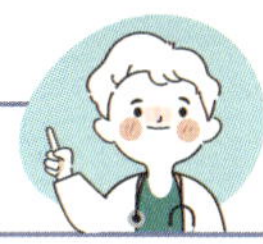

불면증은 스트레스, 생활 습관, 수면위생, 수면장애, 만성 질환, 기분장애 및 약물 등 다양한 원인에 의해서 발생할 수 있습니다. 만성 불면장애는 신체적인 질환과 정신적인 질환 및 인지기능 저하와도 관련이 있으므로, 불면증이 오래 간다면 수면 클리닉에 내원하여 수면 전문가와 상의하여 감별진단과 치료를 시행할 필요가 있습니다.

14

잠을 못 자면 건강에 안 좋다는데 정말인가요?

우리 몸은 일정한 리듬으로 움직이며, 그중 가장 중요한 리듬이 각성-수면의 일주기 리듬입니다. 불면증으로 이 리듬에 불균형이 생긴다면 당장 느낄 수 있는 변화가 없더라도 좋지 않은 영향을 미칠 수 있습니다.

만성적으로 지속된 수면장애는 만성 불면증 환자들의 몸과 마음을 회복하지 못하는 상태로 몰아가게 됩니다. 피곤하고, 처지고, 우울해지고, 활력이 떨어지는 것과 함께 이러한 상태를 교정하기 위해 몸은 반대로 과하게 각성하게 되면서 불안하고 예민해지기도 합니다. 이런 증상들은 일상생활에 녹아들어 서서히 삶의 질을 악화시키게 되며, 결과적으로 사회생활 및 직업생활에서의 능률을 떨어뜨릴 수 있습니다. 연구에 의하면 불면증 환자의 경우 대조군에 비교하여 승진이 늦고, 직업 활동 관련 사고가 많으며, 병가를 더 많이 사용할 수 있다고 합니다.

만성 불면증 환자들의 진료실 단골 상담 주제는 치매입니다. 인지기능이 심하게 악화되어 결국 일상생활장애까지 동반하는 경우를 치매라고 정의합니다. 만성 불면증 연구 자료에서 보고하는 여러 인지장애 변화는 치매를 진단할 수 있는 수준의 변화는 아니기 때문에, 이러한 내용을 정확히 이해하는 것이 필요합니다. 반가운 소식은 만성 불면증 환자들이 흔히 주관적인 기억장애, 인지장애를 보고하지만 실제 검사에서는 크게 나빠진 소견이 없다는 것입니다. 지금까지의 연구 결과를 살펴본다면, 실제 객관적 인지기능, 지각 및 정신운동 과정능력, 절차상 기억력, 언어기능, 집중력, 수행능력은 대조군에 비해 큰 차이가 없는 것으로 확인되었습니다. 단, 수면 시간이 많이 단축된 심한 불면증 환자는 인지기능이 일정 수준 악화된 것으로 보고되었습니다.

만성 불면증은 신체적인 변화를 유발하기도 합니다. 잠들지 못하여 지속되는 긴장 상태는 교감신경을 활성화시키고, 시상하부-뇌하수체-부신 축 항진을 촉발하며, 결과적으로 코르티솔, 카테콜아민과 같은 긴장 호르몬 상승으로 이어집니다. 낮과 밤 구분 없이 하루 종일 지속적인 긴장 호르몬에 노출된 우리 몸은 고혈압, 당뇨병, 심혈관 질환(심근경색, 뇌경색)의 위험에 그대로 노출된다고 할 수 있습니다. 특히나 만성 불면증 환자 중 총 수면 시간이 6시간 이내로 짧은 경우는 그 위험이 더 높아지는 경향이 있습니다.

이러한 신체적 변화는 수면 시간을 늘리면 다시 호전되는 것으로

만성불면증이 신체와 정신에 미치는 영향

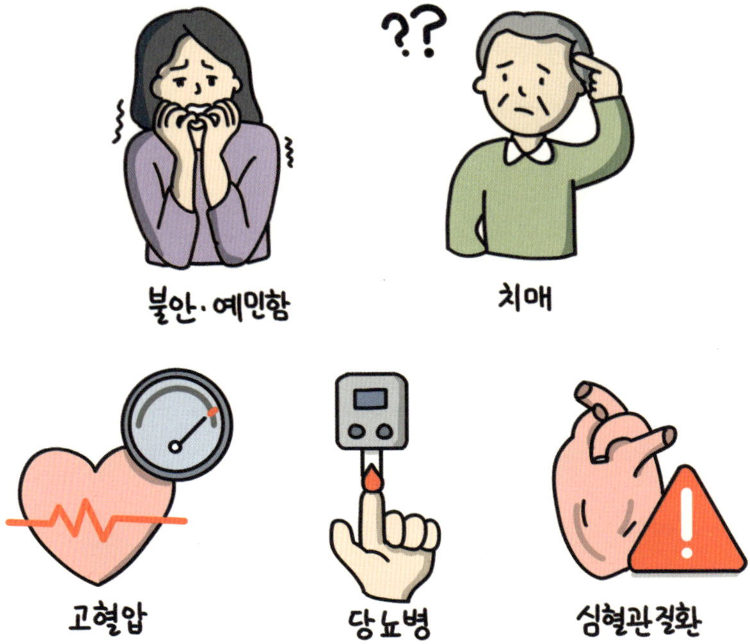

알려져 있으며, 고혈압과 관련된 연구가 가장 많습니다. 불면증을 동반한 고혈압 환자는 야간에 정상적으로 관찰되어야 하는 '혈압 강하'가 사라지게 되는데, 불면증 약물 치료를 통하여 수면 시간을 늘리면 다시 정상적인 야간 '혈압 강하'를 보이게 됩니다. 이에 불면증의 치료가 고혈압 조절에 도움이 된다는 것을 알 수 있습니다.

환문명답

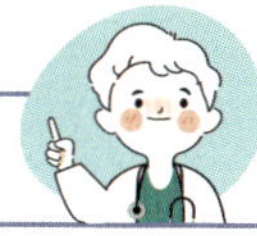

만성 불면증은 삶의 질을 악화시키며 결과적으로 활기찬 사회생활과 직업생활을 방해합니다. 만성 불면증은 인지기능장애를 유발할 수 있다고 잘 알려져 있지만, 모든 환자에게서 치매를 염려해야 하는 것은 아닙니다. 만성 불면증은 신체 변화를 일으켜 심혈관 질환의 위험을 올리며, 수면 시간이 짧을수록 그 위험도가 상승할 수 있습니다.

15

잠을 못 자면 키가 정말 안 크나요?

충분한 수면, 키 성장에 왜 중요할까?

수면은 건강과 발달에 필수적이며, 특히 성장기의 어린이와 청소년에게는 매우 중요합니다. 수면이 키 성장에 미치는 영향은 주로 성장 호르몬의 분비와 밀접한 관련이 있는데, 성장 호르몬은 수면 중, 특히 깊은 수면 단계에서 가장 활발히 분비되기 때문에 충분한 수면은 성장기 어린이와 청소년의 키 성장에 핵심 역할을 합니다.

성장 호르몬은 뼈의 성장판을 자극함으로써 뼈의 길이를 늘일 뿐 아니라 근육을 포함하여 전체적인 신체 성장과 발달을 촉진합니다. 또한 성장 호르몬은 생체의 회복 및 대사기능 조절에도 관여하는 등 건강 유지 전반에 중요한 역할을 합니다. 성장 호르몬 이외에도 렙틴(leptin), 그렐린(ghrelin) 등 식욕 및 에너지 대사에 관여하는 호르몬이 적절하게 분비되는 데에도 수면이 중요한 역할을 합니다. 따라서 수면 부족은 이러한 호르몬의 분비를 방해하여 성장의 지연을 초래할 수 있습니다.

호르몬적인 측면 이외에도, 충분하고 깊은 수면은 대사 조절, 면역 기능, 신체의 회복, 낮 동안 학습된 정보의 저장, 뇌 노폐물 제거 등 여러 생리기능에 핵심적 역할을 합니다. 따라서 충분한 수면은 단순히 키 성장뿐만 아니라 전반적인 건강에도 중요하며, 수면이 부족해질 경우 체중 증가, 면역 체계 약화, 학습 능력 및 집중력 저하와 같이 신체 및 정신 건강에 나쁜 영향을 줄 수 있고, 이는 간접적으로 성장과 발달에 영향을 미칠 수 있습니다.

충분한 수면은 건강한 성장과 발달에 기본이 되는 필수 요소라는 점을 잘 이해하는 것이 중요합니다. 하지만 수면의 질과 양이 성장에 미치는 영향은 개인에 따라 다를 수 있습니다. 유전적 요인, 영양 상태, 전신 건강 상태, 신체 활동과 같은 여러 다른 요소들도 키 성장에 큰 영향을 끼칩니다. 따라서 잠을 충분히 자지 못한다고 해서 반드시 키가 작아지는 것은 아니며, 키를 키우기 위해 일부러 잠을 과도하게 많이 잘 필요는 없습니다.

성장기 어린이와 청소년의 경우, 일정한 시간에 잠자리에 들고 아침에 일정하게 일어나는 정기적인 수면 패턴을 유지하는 것이 중요합니다. 규칙적인 운동을 하며, 취침 전 TV, 컴퓨터, 휴대폰 등과 같은 스크린에 노출되는 시간을 줄이고, 편안하고 조용한 수면 환경을 조성하는 것도 도움이 됩니다. 또한 수면 문제가 있다고 생각될 경우,

수면의 역할

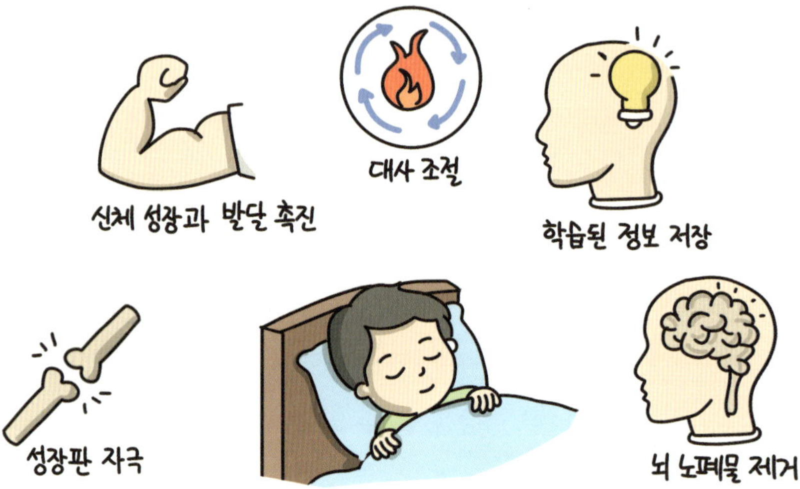

소아청소년과 전문의나 수면 전문가와 상담하는 것이 좋습니다. 전문가는 개인별 건강 상태, 생활 습관, 가족력 등을 종합적으로 평가하고 적절한 조치를 제안할 수 있습니다.

청소년기 충분한 성장을 위한 적절한 수면은?

소아청소년기 권장 수면 시간은 나이를 먹을수록 줄어듭니다. 4~12개월 아기는 낮잠을 포함해 12~16시간, 1~3세 사이 유아는 11~14시간의 수면이 필요하고, 3~5세 아이는 10~13시간, 6~12세는 9~12시간 수면을 취하는 게 좋습니다.

청소년기의 권장 수면 시간은 8~10시간 정도로 알려져 있습니다.

하지만 우리나라 청소년들은 학업으로 인해 권장 시간보다 더 적게 잠을 자는 경우가 많은데, 이는 건강을 해치는 일일 수 있습니다. 수면은 인지능력 및 기억력과 관계가 있고, 숙면을 취하면 생산성이 크게 향상되는 만큼 청소년기에는 수면 시간을 보장해줄 필요가 있습니다. 청소년기 수면의 또 다른 특징은 늦게 자고, 아침에도 늦게 일어나는 것입니다. 소아에서 성인이 되는 과정상 생체시계가 2시간 정도 뒤로 후퇴하여 11시 이전에는 잠이 잘 오지 않는 이유도 있으나, 학업, SNS, 인터넷 게임 등 사회적인 요인도 큽니다. 또한 주중에는 억지로 일찍 일어나다가 주말에는 더욱 늦게 자고 더 늦게 일어나는 불규칙한 수면 패턴을 보이는 경우도 많은데, 이는 일주기 리듬을 불안정하게 만듦으로써 수면 문제가 더 커지는 원인이 되기도 합니다.

청소년의 수면 문제는 성장에 악영향을 줄 뿐만 아니라 집중력과 학업성취에 영향을 주고, 공격성과 충동성을 증가시키기도 합니다. 따라서 청소년기에는 잠과 키 성장의 관계를 스스로 인식하고, 일상생활에서 실천할 수 있는 구체적인 조치를 취하는 것이 중요합니다. 조금 늦은 시간에 잠을 자더라도 숙면을 취할 수 있도록 시간과 환경을 조성하는 것이 중요합니다. 규칙적인 수면 시간을 지키며, 자기 전에는 샤워나 독서와 같은 일상적이고 편안한 행위를 하는 것이 좋습니다. 잠을 잘 때에는 어둡고 조용한 환경을 만드는 것이 중요하며, 카페인이 들어 있는 음료, 흡연, 음주는 피하는 것이 중요합니다. 낮에 피로감을 느낄 경우 짧은 시간이라도 낮잠을 자는 것도 좋습니다.

환문명답

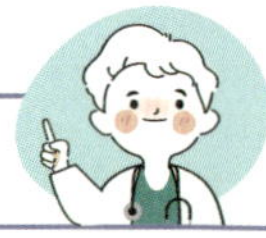

어린이와 청소년의 키 성장은 잠과 밀접한 관계가 있습니다. 특히 성장 호르몬은 깊은 수면 중 분비되기 때문에 충분한 수면은 키 성장에 중요한 역할을 합니다. 또한 충분한 수면은 성장뿐 아니라 신체 건강 유지와 발달을 지원하는 중요한 요소입니다. 하지만 수면뿐만 아니라 유전, 영양, 전신 건강, 신체 활동 등 다양한 요소가 키 성장에 영향을 미치기 때문에, 잠을 충분히 자지 못한다고 해서 반드시 키가 작아지는 것은 아니며, 키를 키우기 위해 일부러 잠을 과도하게 많이 잘 필요는 없습니다. 충분한 성장을 위해서는 규칙적인 수면 습관을 유지하는 동시에 영양 및 신체 활동에도 관심을 기울여야 합니다.

16

자기 전에 핸드폰 보는 것이 불면증과 관계있나요?

자기 전에 핸드폰(스마트폰)을 보는 것은 두 가지 측면에서 수면에 영향을 줄 수 있습니다.

첫 번째, 생체시계의 리듬에 영향을 미쳐 불면증을 유발할 수 있습니다. 핸드폰에서 나오는 빛은 대부분 일반 흰색 LED 조명과 유사하게 황색이나 적색 파장보다 2배 이상의 청색 파장이 포함되어 있는 빛입니다. 청색 파장은 눈의 망막의 빛예민세포를 통하여 머리의 중앙에 있는 시상하부의 생체시계를 자극하여 야간에 분비되어야 할 멜라토닌의 분비를 억제하고 각성을 일으키며 수면 리듬을 지연시키는 역할을 합니다.

따라서 야간에 핸드폰의 빛에 노출되는 것은 생체시계에 영향을 주어 점점 잠드는 게 늦어지고 아침에 늦게 일어나는 야행성 수면 양상을 띠게 만듭니다. 다시 말해, 자신의 생체 리듬을 변경시켜 잠들기 어렵게 만드는 불면증을 만들 수 있습니다. 불면증이 없던 사람도 지속적으로 야간에 핸드폰을 사용하면 사용하지 않은 날도 쉽게 잠들지 못하고 늦게 잠이 들 수밖에 없는 올빼미형으로 바뀔 수 있습니다. 휴대폰의 기종에 따라 나이트 쉬프트(night shift)나 플렉스 설정 등 청색 파장의 빛을 차단하는 설정을 해놓고 사용하는 경우 청색 파장을 70~80% 줄일 수 있다고 하지만 100%는 아니므로 역시 생체시계의 리듬에 영향을 줄 수 있습니다.

두 번째, 수면을 취해야 하는 잠자리에서 휴대폰을 반복적으로 사용하면 그 자체로 습관이 되어 핸드폰을 사용하지 않으면 잠이 들지 않는 조건반사를 만들게 됩니다. 잠자리에서 수면 및 부부생활 외에 다른 일을 하는 것은 잠자리와 수면의 연관성을 약화시켜 불면증의 유발 요인이나 이미 생긴 불면증을 악화시킬 수 있습니다. 핸드폰으로 문자를 보내거나 무언가를 시청하는 경우가 대부분일 텐데, 내용에 따라 화가 나거나 스트레스의 요인이 되어 이완이 되어야 할 취침 시각에 각성을 일으키고 머리와 감정이 흥분되어 잠을 방해할 수도 있습니다.

또한 생체 리듬의 변화로 올빼미형이 되어 늦게 잠이 들어도 등교나 출근을 위해서 아침에 일어나는 시간은 정해져 있으므로 결과적으로 심한 수면 부족이 생기게 됩니다.

핸드폰 및 스마트 기기 사용이 수면에 미치는 영향

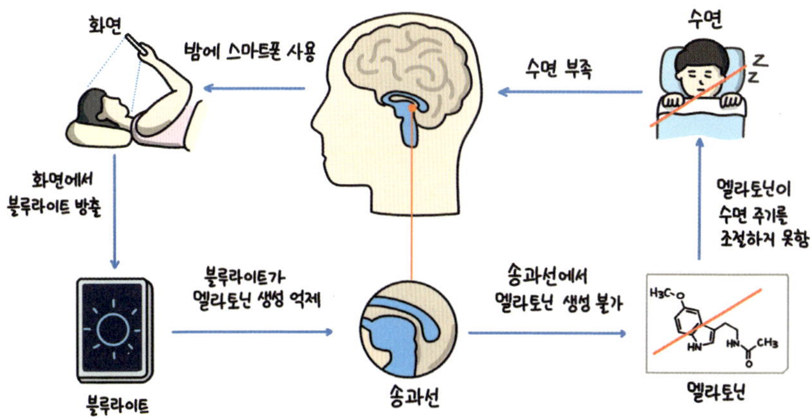

환문명답

야간에 특히 잠자기 전에 핸드폰을 반복적으로 사용하는 것은 생체 리듬을 지연시켜 야행성 수면 양상을 만듭니다. 그리고 잠자리에서 수면 외의 다른 활동을 함으로써 잠자리가 자는 장소가 아닌 깨어 있는 장소라는 잘못된 신호를 뇌로 보내게 되어 불면 습관이 몸에 배게 됩니다.

17

불면증이 치료가 될 수는 있나요?

불면장애는 가장 흔한 수면장애 중 하나로, 밤에 잠들기가 어렵거나, 깊은 수면을 취하지 못해 자주 깨거나, 새벽에 원하는 시간보다 일찍 깨는 증상을 특징으로 합니다. 이로 인해 낮에 졸림, 피로, 무기력, 집중력 저하, 기분장애 등을 유발합니다.

불면증의 기간에 따라서 며칠 정도로 짧으면 일시적 또는 급성 불면장애, 수 주 이내면 단기 불면장애, 3개월 이상 지속되면 만성 불면장애로 구분합니다.

일시적 불면장애는 대개 주변 환경의 변화에 의해서 유발되며, 장거리 비행으로 인한 시차나 교대 근무와 같은 수면-각성 스케줄의 변화가 대표적입니다. 새로 발생한 신체 질환이나 정신적인 스트레스로도 불면증이 발생할 수 있지만 시간이 지나면서 수일 내에 저절로 호전됩니다.

수 주 동안 지속되는 단기 불면장애는 심각한 신체 질환, 재정적 손실, 직장 문제, 이혼이나 사별과 같은 가정사와 관련된 스트레스에 의해서 유발될 수 있습니다. 일시적 불면장애보다는 회복하는 데 시간이 오래 걸리지만 유발 요인이 해결되거나 스트레스에 적응하게 되면 기존의 수면-각성 패턴을 회복하게 됩니다. 하지만 이 과정에서 수면 부족을 보상하기 위한 잘못된 수면 습관이나 부적응 행동들이 오히려 불면장애를 만성화시키는 요인으로 작용하게 됩니다.

만성 불면장애는 해결되지 않는 만성적인 신체 질환이나 정신 질환, 또는 수면의 질을 악화시키는 다른 수면장애에 의해서도 유발될 수 있습니다.

불면장애의 유형

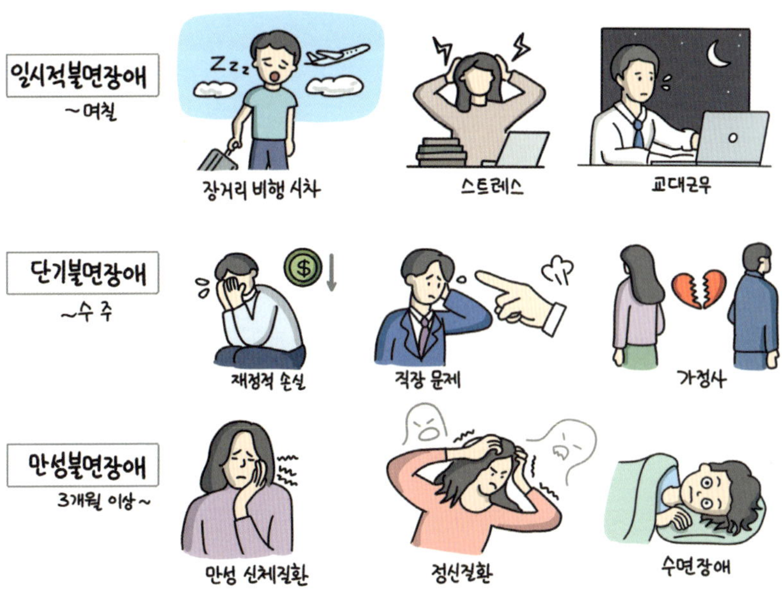

일시적불면장애
~며칠
장거리 비행 시차
스트레스
교대근무
단기불면장애
~수 주
재정적 손실
직장 문제
가정사
만성불면장애
3개월 이상~
만성 신체질환
정신질환
수면장애

불면장애의 치료는 만성 불면장애가 일차적인 대상이며, 원인이 되는 수면장애나 기저 질환을 찾아서 교정하는 것이 우선입니다. 다음으로는 불면장애를 만성화시키는 요인, 즉 부적절한 수면위생, 잘못된 수면 습관, 불면증과 관련된 역기능적 생각들을 교정하는데 이를 불면증 인지행동치료라고 일컫습니다. 수면 부족을 보상하기 위해 낮잠을 자거나, 잠이 오지 않아도 침실에 계속해서 누워 있는 행동, 불면과 신체 건강에 대한 과도한 걱정 등이 환자 자신은 인지하지 못하지만 불면증을 오히려 악화 또는 지속시키는 원인이므로, 불면증 인지행동치료를 통해 이들을 교정합니다.

불면증 인지행동치료의 효과는 여러 연구를 통해 입증되었는데, 전체 수면 시간을 증가시킬 뿐 아니라 잠드는 데 걸리는 시간을 단축시키고, 입면 후 각성도 감소시키고 그 효과가 장기적으로 유지됩니다. 뿐만 아니라 불면증 약물 치료로 인해 발생할 수 있는 부작용을 피할 수 있기 때문에, 수면제 중단을 원하거나 수면제의 의존성에 대해 우려하는 불면증 환자들에게 인지행동치료는 좋은 대안이 될 수 있습니다. 따라서 국내 및 해외의 불면증 치료 가이드라인에서 인지행동치료는 불면증의 일차 치료로 일관되게 권고하고 있습니다.

불면장애는 한번 만성화되면 저절로 회복될 가능성이 낮습니다. 불면장애의 경과에 대한 장기 추적 연구에 따르면 40~70%의 환자들은 불면증이 지속됩니다. 1년 이상 불면장애가 호전되는 비율은 50% 이내로 보고되지만 그중 25%는 불면장애가 재발합니다. 무엇보다 불면증의 정도가 심한 환자들은 증상이 경미한 환자들에 비해서 회복될 가능성이 유의하게 낮습니다. 반면에 불면증 인지행동치료는 치료율이 약 60~70%로 그 효과는 치료 직후부터 1년 뒤, 길게는 10년까지도 지속됩니다. 따라서 만성 불면장애가 발생한다면 그 정도가 심해지기 전에 치료를 받는 것이 좋습니다.

현문명답

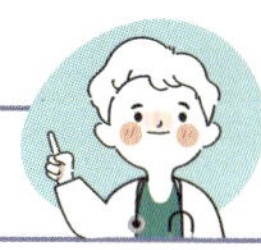

불면장애는 치료할 수 있는 질병입니다. 불면장애가 3개월 이상 지속되어 만성화되면 저절로 회복되기 어렵고, 특히 불면증의 정도가 심할수록 장기적인 예후가 불량합니다. 만성 불면장애의 치료에 앞서 원인이 되는 신체 질환, 정신 질환 및 수면의 질을 악화시키는 수면장애를 찾아 교정하는 것이 중요합니다. 불면장애의 치료는 인지행동치료가 우선이며 필요시 약물 치료를 병행합니다.

18

새벽 3~4시에 깨고 잠이 안 와요. 어떻게 치료해야 하나요?

수면 중 각성, 무엇이 문제일까?

정상적인 경우 한번 잠이 들면 아침까지 깨지 않고 얕은 수면부터 깊은 수면까지 주기적인 수면 리듬이 유지됩니다. 하지만 저녁에 처음 잠드는 데는 문제가 없지만 수면 중에 원치 않게 일찍 깨거나, 저녁에 잠들기도 힘들고 수면 중에 원치 않게 깨는 경우도 있는데 이런 경우에는 새벽에 깨면 더 이상 잠들지 못해 아침까지 꼬박 새는 경우도 흔합니다. 두 경우 모두 수면의 질이 떨어지고 하루를 개운하게 시작할 수 없으며, 결과적으로 낮의 일상생활에 지장을 받게 됩니다.

수면 중 각성의 원인은 무엇일까?

수면 중 각성의 원인은 다양한데 수면질환으로 인한 경우와 다른 질환으로 인한 경우가 있으며 때로는 일찍 자고 일찍 깰 뿐 수면의 질에 문제가 없는 경우도 있습니다. 수면질환 중에서는 폐쇄수면무호흡 같은 수면관련호흡장애, 주기성 사지운동장애와 같은 수면관련운동장애 등이 흔한 원인입니다. 폐쇄수면무호흡이 있으면 수면 중 무호흡으로 인해 뇌가 깨어나는 각성이 발생하고, 주기성 사지운동장애가 있으면 팔이나 다리가 움직이면서 각성이 발생하게 됩니다. 또한 사랑하는 사람의 죽음, 질병 또는 이혼과 같이 스트레스가 많은 사건에 대한 반응으로 불면증이 생기면 과다각성 상태로 인해 일상적인 주변 환경의 자극에도 각성이 일어날 수 있습니다. 이 같은 수면질환이 있는지 확인하려면 수면다원검사가 필요합니다.

수면장애 외의 다른 질환으로 인한 경우로는 관절통, 신경통, 두통과 같은 통증이나 호흡곤란, 배뇨장애 등에 의해서 수면이 방해를 받을 수 있습니다. 이런 경우 원인 질환에 대한 치료가 필수적인데, 원인에 대한 고려 없이 자다가 깨는 증상만 보고 수면제를 복용하면 원인 질환이 방치되다가 뒤늦게 확인되는 경우가 있습니다.

배뇨장애의 경우에는 소변을 자주 보는 빈뇨의 원인이 되는 요실금이나 전립선비대증이 고령에서 흔한데, 폐쇄수면무호흡 환자도 자다가 자주 소변을 보는 증상이 동반되는 경우가 있어 폐쇄수면무호흡이 있는지 확인이 필요합니다. 모든 폐쇄수면무호흡 환자가 그런 것은 아니지만, 낮에는 자주 화장실에 가지 않는데 오히려 밤에는 3회 이상 깨어 화장실에 가는 경우도 있습니다. 이런 경우 폐쇄수면무호흡만 치료하면 자다가 깨지 않고 밤중에 화장실에 가는 일도 없어지는 경우가 많습니다.

새벽 일찍 깨는 문제로 병원에 오지만 실제 수면 시간은 짧지 않고 수면 주기의 문제인 경우도 있습니다. 새벽 일찍 깨지만 초저녁 일찍 잠이 들어서 수면 시간이 이미 7~8시간 이상이라면 더 이상 잠들지 못하는 것이 정상이라고 볼 수 있습니다. 이런 경우를 전진수면각성위상장애라고 하는데 특히 나이가 들수록 정상적인 수면 시간이 짧아지기 때문에 6시간 미만으로 자더라도 낮시간에 피로감이 없고 일상생활에 장애가 없다면 치료가 불필요합니다. 따라서 실제 수면 시간과 수면 패턴을 확인하기 위해 수면일기와 손목시계 형태의 활동도검사(actigraphy)가 필요합니다.

수면 중 각성은 어떻게 치료할까?

증상에 대한 병력 청취와 수면다원검사, 수면일기, 활동도검사 등을 통해 원인이 확인되었다면 그에 따른 치료 방법이 결정됩니다. 폐쇄수면무호흡의 경우에는 양압기, 구강 내 장치, 수술 등을 통해 치료하고 주기성 사지운동장애나 과다각성 상태는 약물 치료를 하게 됩니다. 다른 질환으로 인한 경우에는 각 원인 질환에 대한 치료가 필요하며, 수면 주기의 문제인 경우에는 빛 치료와 멜라토닌 제제 및 수면위생 교정을 통해 치료합니다.

수면다원검사

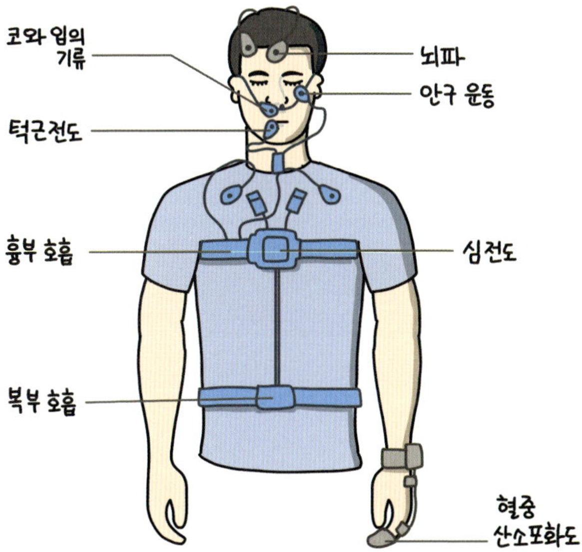

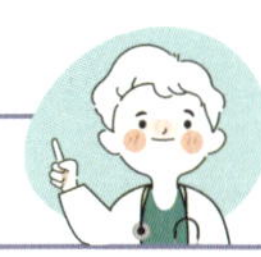

환문명답

수면 중 각성은 다양한 수면질환, 다른 신체적인 질환, 수면 주기의 문제 등 여러 가지 원인으로 발생합니다. 원인에 대한 고려 없이 수면제를 복용하는 것은 잘못된 치료이므로 특별한 이유 없이 새벽에 자꾸 깬다면 수면 전문가를 찾아 진단받고 치료할 필요가 있습니다.

19

잠을 길게 자지 못하고 중간에 자꾸 깨는 건 어떻게 치료하나요?

수면 분절 vs. 수면 부족

수면 중에 각성이 일어나거나 반복적으로 깨는 것은 정상적인 수면이 끊긴다는 의미로 '수면 분절'이라고 합니다. 만성적인 수면 분절로 인한 잦은 각성은 그로 인한 횟수가 누적되면 마치 만성 수면 부족과 같이 신체에 부담을 주게 되고, 주간 졸림증이나 만성적인 피로감이 발생할 수 있으므로 쉽게 지나쳐서는 안 됩니다.

수면 분절에는 여러 가지 원인이 있습니다.

첫째, 수면관련호흡장애로 폐쇄수면무호흡이 발생하여 일정 정도 이하로 산소포화도가 저하되면서 수면 분절이 발생하는 경우가 있습니다. 가장 흔한 경우이긴 하지만, 수면다원검사를 통하여 그 정도를 확인하고 적절한 압력의 양압기를 적용하면 수면무호흡지수가 개선되면서 수면 효율이 상승하고, 수면 분절이 많이 개선됩니다.

둘째, 하지불안증후군이나 수면중주기하지운동장애에 의한 수면 분절입니다. 하지불안증후군은 하지를 가만히 두었을 때 참을 수 없는 불편감이 있어 지속적으로 다리를 움직여야 불편감이 해소되는 질환입니다. 이러한 이유로 수면의 도입(입면)과정이 지연되는 상황이 발생할 수 있습니다. 수면중주기하지운동장애는 보통 하지불안증후군과 공존하는 경우가 많습니다. 수면중주기하지운동장애는 수면 중에 발목 부위를 중심으로 수축되는 운동이 주기적으로 발생하게 되는데 이 과정에서 일시적으로 각성 상태가 발생하면서 수면 분절이 일어날 수 있습니다.

셋째, 내과적인 원인에 의하여 수면 분절이 발생하는 경우입니다. 특히 고령의 경우 전립선비대증 혹은 요실금의 유병률이 높습니다. 이러한 이유로 야간에 비뇨기 증상 즉 야간뇨와 빈뇨가 동반되는 경우가 많은데 수면 중 여러 차례 소변을 보는 행위와 소변이 마려운 느낌으로 인한 불편감으로 깊은 잠을 이루지 못한 경우가 있을 수 있습

수면 분절의 원인

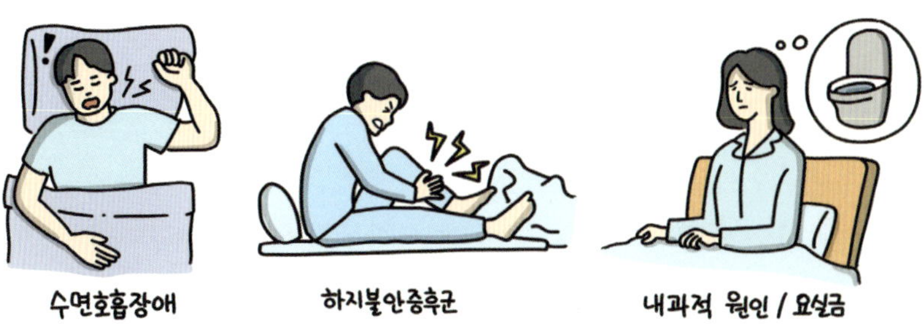

니다. 또한 위식도역류에 의한 밤중에 속쓰림 및 만성 기침으로 수면 분절이 일어나는 경우가 있습니다.

수면 분절, 어떻게 치료할까?

잠을 길게 잘 수 없거나, 수면 중에 반복적으로 깬다고 하여 수면제를 복용하거나 진정 효과가 있는 약제를 증량 혹은 추가하는 것은 지양해야 합니다. 크게 수면질환에 의한 수면 중 각성과 내과적인 기저 질환에 의한 수면 중 각성이 있습니다. 이러한 이유로 환자의 나이와 기저 질환의 종류에 따라서 치료 방법도 달라집니다. 앞서 언급한 것처럼 수면질환의 경우 폐쇄수면무호흡, 하지불안증후군, 수면중주기하지운동장애가 확인되면 각 질환에 맞게 치료해야 합니다.

내과적인 질환에 의한 경우 수면다원검사에서 객관적인 지표로 확인되지 않는 경우가 있으므로 수면 중 각성이 일어나는 전후 상황에 대하여 기억한 후 의사에게 진료받을 때 정보를 전달할 필요가 있습니다. 즉, 수면질환이 아닌 다른 기저 질환이 원인일 수 있으므로 정확한 원인에 대한 감별이 필요합니다.

마지막으로 특별한 지병이 없더라도 70세 이상의 고령이 되면 전진수면각성위상장애(advanced sleep phase syndrome) 경향이 있어 초저녁인 9시 전에 잠이 들고 새벽 1~2시에 깨는 경우가 있습니다. 또한 노인의 경우 야간에 멜라토닌 분비량이 적어지면서 수면 유지가 잘 되지 않는 경향이 있습니다. 이러한 경우에는 잠드는 시간을 뒤로 늦추거나 멜라토닌을 처방받아 복용하는 방법을 권합니다.

환문명답

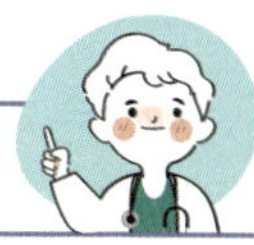

수면 분절의 원인들에 대해 파악하려면 수면을 전공한 의사에게 내방하여 수면 중 깨는 상황에 대해 정확하게 전달할 필요가 있습니다. 객관적인 검사를 위하여 수면다원검사를 하면서 원인이 되는 수면질환 동반 여부 및 기저 질환의 영향을 확인할 것을 권고합니다. 또한 수면일기를 작성하거나, 액티그래피(actigraphy)를 통하여 자신이 미처 인지하지 못한 잘못된 수면 습관을 교정하는 것도 좋은 방법이라고 할 수 있습니다.

20

잠을 자도 계속 피곤한 이유가 뭔가요?

잠으로 피곤을 물리치려면 어떻게 해야 할까?

현대를 살아가는 우리는 피곤합니다. 저마다 정도의 차이가 있겠지만, 많은 사람들이 피로와 피곤을 이야기하고 있습니다. 누군가는 이에 대한 대처법을 벌써 수년 전부터 여기저기에서 들어서 알고 있을 테고, 개중에 몇 가지는 이미 직접 시도해본 것도 있을 것입니다. 20대 때 어느 힘든 날에 "시작은 피로 회복부터!"라고 외치면서 작은 음료를 마시던 기억이 떠오릅니다. 하지만 이렇게나 많은 비법에도 불구하고, 우리는 여전히 계속 피곤합니다. 이유가 뭘까요?

표준국어대사전에 따르면 '피곤'은 '몸이나 마음이 지쳐서 고달픔'을 의미합니다. 한편, 《신경학》 교과서에 의하면 '수면'은 '감각 능력이 억제되고 자발적인 움직임이 감소하며, 주변 환경과 자극에 대한 반응이 떨어지는 상태가 자연스럽고 주기적으로 반복되는 상태'로 정의됩니다. 질문을 다시 해보면 "주기적으로 반복되는 수면에도 불구하고 계속 몸이나 마음이 지쳐서 고달픈 이유는 무엇인가요?"가 되겠습니다.

이제 질문을 바꿔 묻습니다. 우리의 몸이나 마음이 지쳐 고달픈 이유는 무엇인가요?

지치고 힘들다는 것은 슬픈 사랑 노래의 가사에 자주 등장하는 표현입니다. 어떤 소설의 젊은 가장은 직업을 잃고 삶의 무게로 지치고 힘들다고 합니다. 어느 영화의 군인은 오랜 전쟁으로 몸과 마음이 지쳐 고달프다고 합니다. 그 노래와 소설과 영화 속에서 몸과 마음이 지친 사람들은 잠을 자고 일어나면 피곤이 사라질까요?

지난 주말 가족들과 여행을 다녀온 이웃집 쌍둥이 아버지는 며칠 동안 운전도 많이 하고 신경도 많이 쓴 탓에 아직도 몸과 마음이 지쳐 있습니다. 그의 피곤은 언제 사라질까요?

이제 우리는 당연한 세상의 이치를 이해해야 합니다. 원인이 없으면 결과가 있을 수 없다는 당연한 이치 말입니다. 콩을 심은 곳에서 팥을 얻을 수는 없습니다. 사랑을 잃어서 지치고 힘든 사람이, 직업을 잃은 가장이 잠을 아주 잘 잤다고 해서 하루아침에 몸과 마음이 상쾌해질 리는 없습니다. 전쟁영화 속의 군인이 잠을 잘 잔다고 해서 적군을 물리칠 수는 없습니다. 그러나 옆집 쌍둥이 아버지의 피곤은 며칠 동안 잘 자고 나면 사라질 가능성이 큽니다.

다시 처음으로 돌아가서, 잠으로 피곤을 물리치려면 어떻게 해야 할까요?

일단 피곤의 원인이 잠 부족이라면, 충분한 잠을 통해 피곤을 물리칠 수 있습니다. 반대로, 피곤의 원인이 잠이 아닌 뚜렷한 외부적 요인일 경우 아무리 잠을 자도 피곤합니다. 여기서 피로는 피곤과 약간 다릅니다. 피로란 '과로로 인해 정신이나 몸이 지쳐 힘든 상태'를 의미합니다. 따라서 과로를 계속한다면 피로는 쉽게 해결되지 않습니다.

현대 사회를 살아가는 우리는 종종 피로를 느낍니다. 삶의 무게가 어깨를 짓누르고 있나요? 요즘 하는 일이 마음처럼 잘 되지 않나요? 사랑하는 가족이 아프신가요? 힘든 육아로 인해 자신을 잃어가는 느낌이 드시나요? 이러한 질문들 속에서 자신이 느끼는 피로의 원인을 찾아보는 것이 중요합니다.

만약 자신의 잠, 수면 그 자체에 문제가 있다고 느낀다면 당연히 수면 전문가를 찾아 병원을 방문할 필요가 있습니다. 또 피곤의 특별한 이유가 없는 경우에도 납득할 수 있는 다른 이유를 찾아볼 필요가 있으며, 수면장애를 의심해볼 필요도 있습니다. 왜냐하면 자신이 잠자는 시간 동안에는 스스로의 증상을 관찰하기 어려우므로, 현대 의학의 힘이 필요하기 때문입니다.

현대인의 피로

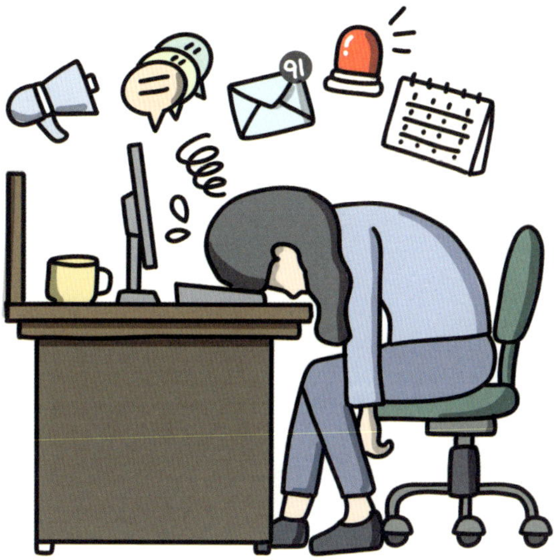

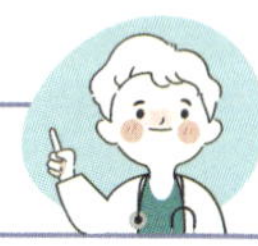

환문명답

우리는 당연한 이치를 떠올려야 합니다. 자신이 납득할 수 있는 뚜렷한 피곤의 원인이 있다면 그것을 해결하는 것이 우선입니다. 수면의 기능 중에 가장 중요한 것은 회복기능입니다. 피곤이 회복되지 않는다면, 그리고 그 이유가 뚜렷하지 않다면 수면장애를 의심해보아야 합니다. 피곤하다고 해서 반드시 수면장애를 갖고 있는 것은 아니지만, 수면장애가 있다면 해결되지 않는 피곤에 괴로울 수 있습니다. 잠자는 동안에는 자신이 스스로를 온전히 관찰할 수 없으나 현대 의학의 도움을 받아보는 것도 좋습니다.

21

불면 때문에 커피, 술, 담배 중에 하나만 끊으라고 하면 무엇을 끊어야 하나요? 저는 이 세 가지 애호가거든요.

커피, 술, 담배는 수면에 어떤 영향을 줄까?

커피, 술, 담배는 많은 사람들이 애용하는 일종의 기호식품입니다. 술과 담배는 특히 중독성이 강하고 건강에 해로워 의학적으로는 자제할 것을 권합니다. 커피, 술, 담배는 수면에도 영향을 미칠 수 있어 주의가 필요합니다. 커피, 술, 담배를 즐기면서 불면증을 앓고 있다면 그 각각이 수면에 미치는 영향을 알고 적절하게 즐기는 것이 좋습니다.

커피에 함유된 카페인은 뇌를 자극하여 각성을 유지하고 잠을 달아나게 합니다. 그 이유는 카페인이 중추신경계 신경세포의 아데노신 수용체를 차단하기 때문입니다. 아데노신은 신경세포의 활동을 억제하여 졸음을 유발하는 졸음 신호 중 하나입니다. 따라서 커피를 마시면 일정 시간 졸리지 않게 됩니다. 커피는 기억력과 집중력을 향상시키는 장점도 있습니다. 물론 사람마다 카페인에 대한 민감도는 차이가 있을 수 있습니다.

카페인이 수면에 미치는 효과는 개개인마다 다르며, 섭취한 시간과 양에 영향을 받습니다. 카페인은 섭취한 후 혈류에 흡수되어 15~45분 후 최대 효과를 내며, 체내 반감기가 상대적으로 길어 보통 4~6시간 동안 각성 효과를 유지할 수 있습니다. 따라서 저녁 이후에 커피를 마시면 양질의 수면을 방해할 수 있으므로, 잠자리에 들기 6시간 전에는 커피를 자제하는 것이 좋습니다. 과도한 카페인 섭취는 수면에 부정적인 영향을 미칠 수 있습니다. 카페인은 깊은 수면 단계에 도달하는 것을 방해하여 자주 깨게 할 수 있으며, 과도하면 심박수와 혈압을 올려 수면을 방해합니다.

술에 포함된 알코올은 수면에 여러 영향을 미칩니다. 알코올은 중추신경계를 억제하여 신체를 이완시키고 긴장도를 낮춰 졸음을 유발할 수 있습니다. 일부 사람들은 수면을 유도하기 위해 일부러 알코올을 섭취하는 경우도 있습니다. 하지만 알코올은 수면의 단계에 영향을 미칠 수 있는데, 수면 초반부에는 깊은 수면이 증가하고 렘수면이 감소하지만 수면 후반부에는 반대로 깊은 수면이 감소하고 렘수면이 증가한다고 알려졌습니다. 이러한 변화는 양질의 수면을 방해할 수 있습니다. 또한 과도한 알코올 섭취는 수면 시간을 단축할 수 있고 자주 깨어나게 할 수 있습니다. 그리고 알코올은 수면무호흡증과 같은 수면장애를 악화시킬 수 있기 때문에 장기적으로 불면증의 해결책으로는 적절하지 않습니다.

수면을 방해하는 기호식품

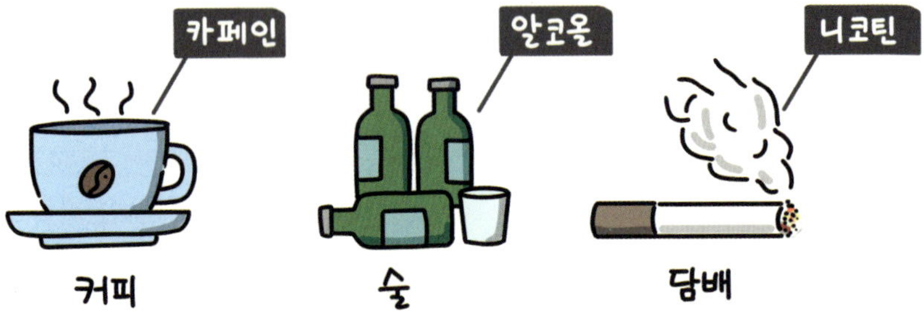

담배에 포함된 다양한 성분 중 니코틴은 신체에 여러 영향을 미치며 특히 중추신경계를 자극하여 각성을 유지하는 기능도 있습니다. 따라서 잠들기 직전에 흡연하면 수면의 시작이 어려울 수 있습니다. 니코틴은 깊은 수면 단계를 감소시키는 등 수면의 구조를 변화시키고 수면의 질을 저하시킬 수 있습니다. 그 결과 수면 후에도 피로 회복이 잘 안 될 수 있습니다. 니코틴을 섭취하면 심박수와 혈압이 증가하고 호흡도 빨라지며 뇌기능이 활성화되어 수면에 영향을 받을 수 있습니다. 그리고 과도한 흡연은 기관지와 폐에 영향을 미쳐 수면무호흡증 등 수면장애를 유발할 수도 있습니다.

불면을 피하려면 커피, 술, 담배를 어떻게 섭취해야 할까?

불면증이 있으면 저녁이나 잠들기 전에 카페인을 포함한 커피 섭취를 자제하는 것이 좋습니다. 카페인을 과하게 섭취하면 수면을 방해할 수 있으므로 적당량을 섭취하는 게 좋은데, 되도록 오전과 오후 3

시 전까지 총 3잔 이하의 커피를 마시는 것이 정상적인 수면에 미치는 나쁜 영향을 최소화할 수 있습니다.

알코올 섭취는 수면의 양과 질에 영향을 미칠 수 있어, 술을 마시면서 수면에 문제가 발생하는 경우 알코올 섭취량과 빈도를 조절하는 것이 좋습니다. 잠자리에 들기 3시간 전에 마시며 하루 1~2잔 이내로 마시는 것이 수면에 대한 영향을 최소화할 수 있습니다.

니코틴은 각성을 촉진하고 수면의 흐름을 방해할 수 있어, 취침 전에 담배를 피우는 것은 불면증을 악화시킬 수 있습니다.

현문명답

모든 기호식품은 개인에 따라 효과가 다를 수 있으며 또한 나이나 습관에 따라 수면에 미치는 영향이 바뀔 수 있습니다. 따라서 자신의 몸 상태를 잘 확인하고 기호식품의 양과 시간을 조절하는 것이 중요합니다. 커피, 술, 담배 모두 수면과 건강에 방해가 되지 않는 정도의 양을 적절한 시간대에 섭취하기를 권하며, 수면을 방해하는 정도를 고려하여 가장 관련이 높은 것부터 먼저 자제해야 합니다. 또한 필요한 경우 전문가의 조언을 구하는 것이 좋습니다.

22

잠이 안 오면 자려고 노력해야 되는지 그냥 포기하는 게 나은지요?

불면증, 왜 생길까?

'잠이 오지 않아 걱정이다.' 혹은 '잠을 자더라도 깊게 잠들지 못하고 자주 깨는 것이 문제이다.'라는 경우를 주변에서 흔하게 봅니다.

불면증의 정확한 정의는 무엇일까요? 불면증이란 잠을 잘 수 있는 기회가 충분히 있음에도 불구하고, 낮 동안의 활동에 지장이 생길 정도로 밤 동안의 수면에 어려움을 겪는 상태입니다. 단순히 잠을 못 자서 밤에 생기는 문제뿐만 아니라, 잠이 부족하여 낮에도 일의 효율이 떨어지고, 우울감이나 잠에 대한 걱정으로 삶의 질이 떨어지게 됩니다.

이러한 불면증의 원인은 매우 다양합니다. 먼저 불면증은 통증 등 신체의 불편을 일으켜 잠을 못 들게 하는 내과적인 질환, 우울증 등의 정신과 질환, 수면무호흡증이나 하지불안증후군 등의 수면질환, 약물 등에 의해서 생기는 이차 불면증과 특별한 원인이 없는데도 잠을 잘 못 자는 일차 불면증으로 나눌 수 있습니다.

이차 불면증의 원인

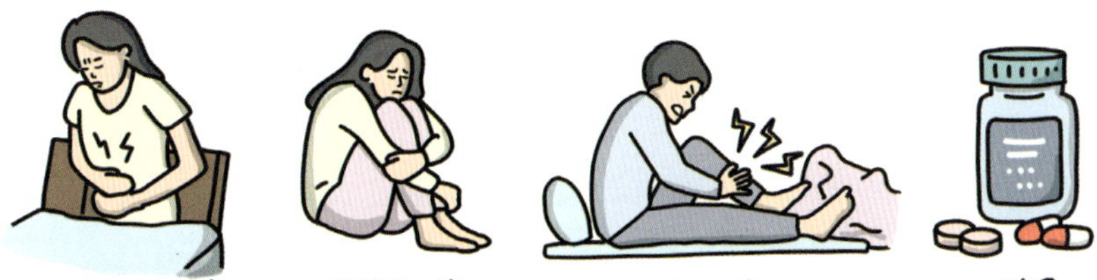

그중에서 일차 불면증의 가장 큰 원인은 잘못된 수면 습관입니다. 모든 사람에게는 불면증이 생길 수 있는 타고난 기질이 있는데 여기에 스트레스나 환경 변화와 같이 불면증을 유발할 수 있는 요인이 생기면 급성 불면증이 되고, 잘못된 수면 습관으로 인해 불면증이 점차 심해지고 지속되면 만성적인 불면증으로 진행하게 됩니다. 잠이 오지 않는데도 계속 누워서 잠들기 위해 노력하거나, 잠이 부족해질까봐 지나치게 걱정하며 초저녁부터 잠자리에 들어 일찍 자려고 노력하는 것 등이 대표적인 잘못된 수면 습관에 해당됩니다.

잠이 오지 않는데도 잠을 자려고 노력하며 잠자리에 누워 있다 보면 금방은 잠이 올 것 같은 생각이 들지만, 실제로는 잠자리에 누워 있는 시간에 비해 잠자는 시간이 줄어들므로 수면의 효율이 떨어지게 되고, 잠자리에 누워 잠에 대한 걱정을 하게 되므로 오히려 잠이 더욱 오지 않게 되는 것입니다. 그렇다면 잘못된 수면 습관을 극복하고 불면증을 이겨내기 위한 수면 습관에는 어떤 것이 있을까요?

불면증, 어떻게 극복할까?

불면증을 이겨내기 위해서는 잘못된 수면 습관을 바로잡는 것이 가장 중요합니다. 그렇게 하려면 잠자리와 수면 간의 연관성을 높이는 것이 중요합니다. 즉, 졸릴 때만 잠자리에 들어가고, 만약 잠이 오지 않으면 잠자리에서 일어나 다른 장소로 이동해서 다른 활동을 하다가 다시 잠이 올 때 잠자리로 들어가 잠을 청하는 것입니다. 그래도 또 잠이 오지 않는다면 다시 잠자리에서 나와서 다른 장소로 이동해 활동하는 것을 계속 반복합니다.

여기에서 잠자리 말고 다른 장소로 이동한다는 것이 중요합니다. 잠자리에서 TV를 보거나 핸드폰을 보는 등 다른 활동을 하게 되면 잠자리와 수면의 연관성이 떨어지게 되므로 불면증이 더 심해질 수 있습니다. 다른 장소로 이동해서 하는 활동은 강한 빛이나 전자 기기 등을 피하여 라디오를 듣는다거나, 은은한 조명 아래에서 책을 읽거나 하는 것이 좋습니다. 이렇게 하면 잠자리와 수면의 연관성이 높아져 수면의 효율이 좋아지고, 잠에 대한 과도한 걱정을 하는 것이 줄어들게 됩니다.

이와 더불어 기본적으로 수면 환경을 개선하기 위해서 규칙적으로 잠들고 일어나고, 편안하고 조용한 잠자리 환경을 만들며, 잠자기 전에는 과격한 활동이나 음주, 카페인 등을 피하는 것도 불면증을 극복하는 데 많은 도움이 됩니다.

환문명답

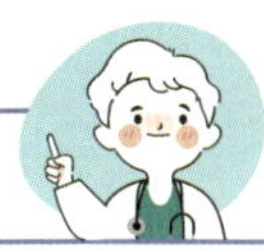

만성 불면증의 가장 큰 원인은 잘못된 수면 습관이며, 잠이 오지 않는데도 잠자리에 계속 누워 잠들기 위해 노력하는 것은 수면의 효율을 떨어뜨릴뿐더러 잠에 대한 과도한 걱정을 하게 만드는 잘못된 수면 습관에 해당됩니다. 따라서 불면증을 극복하려면 잠이 오지 않을 때는 잠자리에서 일어나 다른 장소로 이동해 활동을 하다가 다시 잠이 올 때 잠자리로 들어가 잠을 청하는 것이 좋습니다.

23

손발을 따뜻하게 하는 것이 수면에 도움이 되나요?

손발이 차가운 것은 수면에 어떤 영향을 줄까?

손발이 일시적으로 차가워지는 증상은 많은 사람이 경험하는 흔한 증상입니다. 대부분은 심각한 건강상의 문제를 동반하지 않고, 다양한 질환에서 보일 수 있는 일반적인 증상 중 하나입니다. 손발이 차가워지는 몇 가지 기전은 다음과 같습니다.

주변 환경의 온도가 낮아 저체온 상태가 되면 내부의 장기를 보호하기 위한 기전으로 혈액을 몸의 중심부로 보내기 때문에 손발이 차가워질 수 있습니다. 혈액순환의 장애로 손발에 충분한 온기가 전달되지 않아 차가워질 수 있고, 이는 주변의 온도에 반응하는 단순한 생리적 반응에서부터 말초동맥 질환과 같은 혈관 질환까지 다양합니다.

추운 환경이나 스트레스 상황에서 손가락과 발가락의 혈관이 빠르게 수축하여 차가워지는 동시에 피부색까지 변하는 '레이노 증후군'은 흔하지 않지만 손발이 차가워지는 증상을 호소하는 환자에게서 고려해야 할 대표적인 류마티스 질환입니다. 그 밖에 갑상선기능저하증, 당뇨병성 말초신경병증, 빈혈 등의 질환에서 손발 차가움의 증상을 호소합니다. 손목터널 증후군이나, 추간판 탈출증과 같은 신경근육계 질환에서도 손발 차가움이 주된 증상의 하나입니다.

이처럼 손발이 차가운 증상은 다양한 질환에서 보이기 때문에 오랜 시간 반복적으로 지속된다면 정확하게 진단하기 위해 다양한 검사를 해볼 필요가 있습니다. 갑상선기능 검사나 류마티스성 질환 감별을 위한 항체 확인을 하기 위해 혈액검사를 시행할 수 있으며, 말초혈관 질환이나 신경계 이상을 감별하기 위해 혈관 검사, 신경전도, 근전도 검사 등이 도움이 될 수 있습니다.

손발의 일시적인 차가움은 수면에 큰 영향이 없지만, 이러한 증상이 통증을 비롯한 다른 증상을 동반하거나 지속 시간이 길어지고, 수면 시간 중에 증상이 발생한다면 불면증을 야기할 수 있습니다.

손발의 차가움 지속시간이 길어지면 불면증을 야기한다

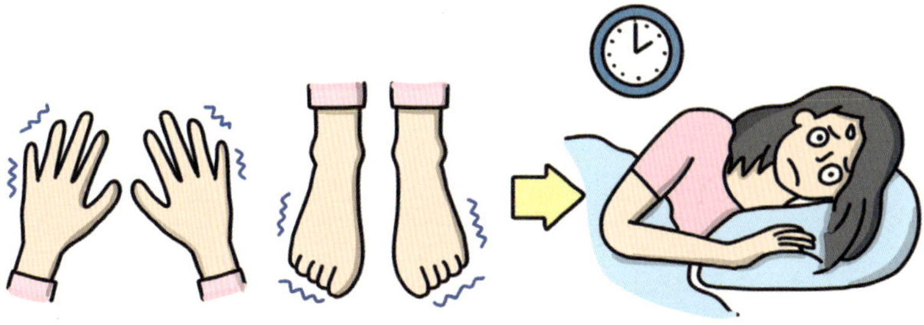

손발을 따뜻하게 하는 것이 수면에 도움이 될까?

손발의 차가움이 야간의 수면에 영향을 끼치지 않더라도 그 증상이 일상생활을 방해한다면 치료의 대상이 됩니다. 특별한 원인 질환이 진단된다면 그 질환에 대한 치료를 진행하면 되지만, 원인이 명확하지 않은 경우에는 우선 생활 습관을 개선해 조절해볼 수 있습니다. 흡연과 음주를 하고 있다면 금연과 금주를 해야 합니다. 부작용으로 혈관이 수축될 수 있는 피임약, 편두통약, 혈압약과 손발의 차가움이 관련이 있는지 살펴보는 것도 필요합니다. 규칙적인 운동은 혈액순환을 촉진하고 근육을 단련시켜 손발을 따뜻하게 만드는 것을 도와줍니다.

특히 수면에 방해를 받는 손발의 차가움이 있다면 다음과 같은 방법들을 시도해보는 것이 좋습니다.

첫째, '따뜻하게 하기'입니다. 잠들기 전에 손발의 혈액순환을 증가시키고 몸과 마음을 이완할 수 있도록 따뜻한 물로 족욕을 하거나 수면 양말을 신는 것은 매우 간단하지만 효과적인 방법입니다. 이러한 방법은 신체의 중심부에서 말초로 혈액 흐름을 촉진하게 되고 이는 심부 체온을 낮추는 데 도움을 주며, 자연스러운 수면 과정을 촉진합니다.

둘째, '수면 루틴 유지하기'입니다. 매일 같은 시간에 잠자리에 들고 일어나는 것은 생체 리듬을 조절하는 데 기본이 됩니다. 야간의 손발 차가움은 간혹 잠이 오지 않아서 손발의 '차가움'에 과도하게 몰입하게 되면서 증상을 더 과장되게 느끼기도 합니다. 결국 수면을 개선시키려는 노력이 손발 차가움과 불면을 모두 개선하는 데 도움을 줍니다.

셋째, '카페인과 술을 줄이기'입니다. 카페인과 알코올은 불면증과 손발 차가움의 원인입니다. 특히 저녁 시간대에는 꼭 피하는 것이 좋습니다.

넷째, '잠들기 전 가벼운 스트레칭과 손발 마사지 하기'입니다. 잠들기 전 고강도의 운동을 하는 것은 수면에 방해가 되기 때문에 피하는 것이 좋지만, 가벼운 스트레칭과 손발을 가볍게 주무르는 마사지를 하는 것은 손발 온도를 올리는 동시에 수면에도 도움이 됩니다.

다섯째, '스트레스 관리하기'입니다. 가장 어렵지만 가장 효과적인 방법입니다. 신체와 마음을 이완시키는 자신만의 방법을 다양하게 시도하는 것은 수면과 손발 온도 유지에 모두 좋은 방법입니다. 명상이나 요가, 깊은 호흡을 하는 것으로도 손발의 온도를 올리고 숙면을 취하는 데 도움이 됩니다.

환문명답

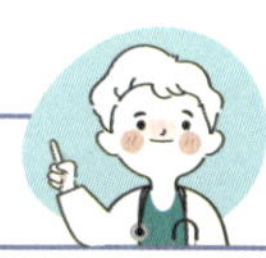

손발을 따뜻하게 하는 것은 수면에 도움이 됩니다. 손발이 따뜻해지면 체온 조절에도 긍정적인 영향을 주고, 몸과 마음의 이완을 도와 빨리 잠자리에 들 수 있게 도움을 줍니다.

24

오래 누워 있지 말라는 말이 부담되어 더 긴장되는데 계속 침대 밖으로 벗어나는 게 맞나요?

만성 불면증, 어떻게 접근해야 할까?

불면증은 적절한 수면 기회와 환경이 주어졌음에도 수면을 개시하거나 유지하는 데 지속적인 어려움을 호소하는 질환으로, 분류 기준에 따라 여러 유형으로 나눠볼 수 있습니다. 불면증의 원인으로 작용하는 요인의 존재 유무에 따라 일차성 또는 동반성으로, 질환의 경과에 따라 급성 또는 만성으로, 불면 양상에 따라 개시 또는 유지 불면으로 구별할 수 있습니다.

이 중 만성 불면증은 3개월 이상 불면이 지속되는 상태를 의미하는데, 이 경우 약물 치료로는 효과를 보기가 어렵습니다. 불면증은 일반적으로 불면증에 취약한 소인을 가진 사람이 스트레스 등 모종의 촉발 사건을 겪게 될 때 시작된다고 알려져 있습니다. 이때 촉발 사건으로 작용한 요인이 오랜 시간 지속되면 수면에 대한 잘못된 믿음이 생기기 시작하면서 불면증의 만성화가 일어납니다. 따라서 근본적으로 만성 불면증은 잘못된 인지와 그릇된 수면 습관을 바로잡는 인지행동치료가 이뤄져야 해결될 수 있습니다. 한편 다른 수면장애가 동반되어 있는 경우에도 불면이 유발될 수 있으므로 이에 대한 확인도 꼭 해야 합니다.

인지행동치료란 무엇일까?

만성 불면증을 치료하기 위한 인지행동치료는 매우 다양하며, 수면위생교육, 자극 조절, 수면 제한, 인지치료 등의 네 가지가 대표적입니다.

수면위생교육은 수면에 악영향을 주는 환경과 습관을 교정하는 방법입니다. 잠은 필요한 만큼만 자고, 매일 일정한 시각에 일어나도록 하며, 낮에 규칙적으로 적당량의 운동을 하는 것이 좋습니다. 잠자리 환경은 편안하고 조용하며 어둡게 조성해야 합니다. 배가 고픈 상태에서 자러 가지 않도록 하고, 야간에 카페인 섭취는 피해야 합니다. 야간 음주 및 흡연도 피하는 것이 좋습니다. 잠자리에서는 걱정되는 일을 생각하지 말고, 시계를 쳐다보지 말아야 합니다. 낮잠은 가급적 피하는 것이 좋습니다.

자극 조절은 침대에서 깨어 있는 시간을 가급적 줄이기 위한 방법입니다. 졸리지 않거나, 자려고 누웠지만 잠이 오지 않을 때는 잠자리에 계속 누워 있지 말아야 합니다. 즉, 실제로 졸릴 때만 잠자리에 들어가야 하고, 15~20분 이상 잠이 오지 않으면 더 누워 있지 말고 잠자리에서 나오는 것이 좋으며, 다시 졸리기 시작할 때 잠자리에 들어가도록 합니다. 이때 15~20분의 경과 여부를 확인하기 위해 시계를 쳐다볼 필요는 없으며, 스스로 느끼기에 정신이 또렷하고 잠이 오지 않아 괴롭다면 잠자리에서 나오도록 합니다. 나온 후에는 다시 졸릴 때까지 가만히 기다리고 있기보다는 독서 등 정적인 활동을 30~40분 정도 해보는 것이 좋고, 그러다 다시 잠이 오면 잠자리로 들어가도록 합니다. 단, 휴대폰이나 텔레비전을 보는 것은 삼가야 합니다.

수면 제한은 깨어 있는 상태로 잠자리에 누워 있는 시간을 줄여서 가급적 실제 잠을 잔 시간만큼만 누워 있도록 하는 것입니다. 실제로 잔 시간을 침대에 누워 있던 총 시간으로 나눈 값을 수면 효율이라고 합니다. 만약 자신의 수면 스케줄을 기록하여 확인한 수면 효율이 85% 미만이라면 잠자리에 누워 있는 시간을 15분씩 줄여보도록 합니다. 그리고 매주 수면 효율을 재확인하여 효율이 85% 이상 될 때까지 침대에 누워 있는 시간을 단계적으로 조정해나갑니다.

인지치료는 불면증으로 인해 발생할 수 있는 일에 대한 지나친 걱정이나 잘못된 믿음을 교정하는 것입니다.

만성 불면증을 치료하기 위한 인지행동치료

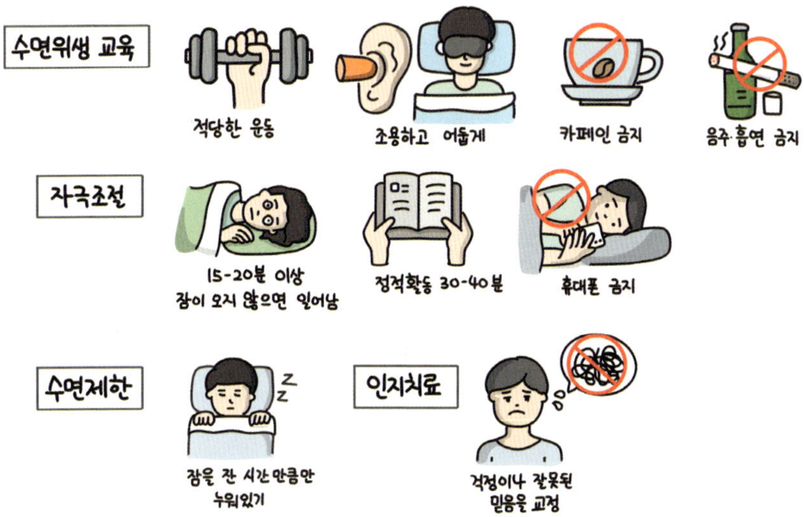

환문명답

만성 불면증은 일차적으로 인지행동치료가 이뤄져야 하는 수면장애이며, 수면제를 장기 복용하는 것으로는 근본적 호전을 기대하기 어렵습니다. 인지행동치료에는 다양한 방법들이 있습니다. 각성을 유발할 수 있는 행동을 자제하고 그러한 환경에 노출되는 것을 피해야 하며, 수면에 대한 강박적 사고나 잘못된 믿음을 교정해야 합니다. 불안이나 우울이 동반된 경우 해당 심리 상태를 조절하는 것이 우선이며, 불면증을 유발할 수 있는 다른 수면장애의 동반 유무도 반드시 확인해야 합니다.

25

초저녁에 졸린 걸 참으면 아예 밤을 새요. 그래도 늦게 자려고 참아야 하나요?

불면증 환자의 수면 시간 조절

불면증 클리닉에서 흔히 듣는 질문입니다. 만성 불면증 환자들은 장기간에 걸쳐 충분한 잠을 자지 못하고 이로 인해 일상생활에서 여러 가지 불편을 겪는 상태이기 때문에, 자신의 수면 시간에 몹시 민감해질 수밖에 없습니다. '오늘은 얼마나 잘 수 있을까?'를 하루 종일 걱정하기도 하고, 조금이라도 더 자기 위해 다양한 시도를 하게 됩니다. 그러다 보니 자연스럽게 침대에 들어가는 시간이 점점 당겨지고, 저녁때 특별한 일정이 없으면 초저녁부터 침대에 누워 잠을 청하는 경우가 많습니다.

그럼 정말 초저녁에 누우면 그만큼 수면 시간이 늘어나게 될까요? 결론부터 말하자면 답은 '아니오.'입니다. 잠자려고 누워 있는 시간이 너무 길어지면, 잠드는 데 걸리는 시간이 늘어날 뿐만 아니라, 잠이 들더라도 자다가 깨어 있는 시간이 늘어나 수면이 파편화됩니다(sleep fragmentation). 이로 인해 환자가 느끼는 수면의 양과 질은 더 떨어지고, 환자는 잠에 대한 보상 심리로 누워 있는 시간을 더 늘리는 악순환에 빠지게 됩니다.

그러면 잠을 잘 자려면 어떻게 해야 할까요?

누워 있는 시간이 지연되지 않고, 일정한 시간에 자고 일어나야 우리의 일주기 리듬이 탄탄해지고 숙면을 취할 수 있습니다. 따라서 적절하게 누워 있는 시간(time in bed)을 정하고, 이에 맞춰 눕는 시간과 침대에서 나오는 시간을 정한 뒤 이를 매일 규칙적으로 지켜야 합니다. 누워 있는 시간을 얼마나 길게 잡을 것인지는 수면 효율(sleep efficiency)이라는 지표를 토대로 산출하게 됩니다. 수면 효율은 잠자리에 든 전체 시간 중 실제로 잠을 잔 시간의 비율로, 85% 이상이 되어야 적절한 수면입니다. 초저녁부터 누워서 침대에 누워 있는 시간이 길어진다면 수면 효율은 떨어지게 되는데, 이 경우 당장 자신의 수면 시간을 늘리는 것은 쉽지 않으므로 수면 효율 85% 이상에 맞춰 누워 있는 시간을 줄여야 합니다.

$$\text{수면 효율} = \frac{\text{실제로 잠을 잔 총 시간(total sleep time)}}{\text{잠자리에 누워 있는 시간(time in bed)}} \times 100(\%)$$

예를 들어, 저녁 7시에 누웠으나 2시간 뒤인 9시에 잠이 들었고, 밤

12시에 깨서 새벽 2시가 되어서야 다시 잠이 들고 3시에 잠깐 깼다가 3시 30분에 다시 잠이 들어서 5시에 일어났다고 가정해봅시다. 총 수면 시간은 3시간, 1시간, 1.5시간을 더한 5.5시간인데 비해 잠을 자기 위해 침대에 누워 있던 시간은 저녁 7시부터 새벽 5시까지 총 10시간이나 됩니다. 수면 효율을 계산하면 55%밖에 되지 않습니다. 이때 총 수면 시간을 기준으로 수면 효율이 85% 이상이 될 수 있도록 누워 있는 시간을 줄여야 하며, 위의 경우에는 약 6.5시간 정도로 누워 있는 시간을 줄여야 합니다. 즉, 지금처럼 새벽 5시에 일어난다고 가정했을 때 밤 10시 30분 정도에 눕는 것이 적절합니다. 이렇게 누워 있는 시간을 줄이는 것, 특히 눕는 시간을 늦추는 것이 너무 힘들게 느껴진다면, 한 번에 이렇게 조절하려 하지 말고 차근차근 20~30분 정도로 조금씩 시간을 조절해보는 것도 방법입니다.

물론 오늘부터 잠자리에 드는 시간을 늦춘다고 해서 당장 숙면을 취할 수 있는 것은 아닙니다. 위의 질문 내용처럼 처음에는 더 잠이 오지 않는다고 느껴질 수 있고, 일시적으로 수면 시간이 더 줄어들어 낮에 더 피곤하고 졸릴 수도 있습니다. 중요한 것은 꾸준한 실천입니다. 정해진 시간 외에 누워 있고 싶더라도 참고 매일 정해진 시간에 눕고 정해진 시간에 일어난다면, 우리 몸의 생체시계는 새로운 루틴에 점차 적응하기 시작합니다. 잠드는 데 걸리는 시간도 줄고 자다가 깨는 시간도 줄어들기 시작하면서 수면 효율이 높아지고, '잘 자는 경험'을 하게 되면서 잠에 대한 자신감도 생겨 잠에 대한 불필요한 걱정과 집착이 사라지는 선순환에 들게 될 것입니다.

눕는 시간 변경을 힘들어하는 사람들에게는 당장 오늘의 잠에 집착하지 말고 주 단위, 월 단위로 장기간의 변화를 확인해볼 것을 권합니다. 수면 일지를 써보거나 관련 스마트폰 앱을 활용해서 기록을 해보는 것도 이러한 장기간에 걸친 변화를 스스로 확인하는 데 도움이 됩니다.

다만 한 가지 설명을 덧붙이고 싶은 것은, 누워 있는 시간을 줄이는 방법이 꼭 눕는 시간을 늦추는 것만은 아니라는 점입니다. 일어나는 시간을 당기기도 하고, 눕는 시간을 늦추는 것과 일어나는 시간을 당기는 것을 복합적으로 시행하기도 합니다. 누워 있는 시간을 줄일 때, 잠드는 시간과 일어나는 시간을 어떻게 조절할 것인지는 자신이 누워는 있지만 잠들지 못하고 깨어 있는 시간대가 언제인지를 생각해보면 됩니다.

예를 들면, 밤에 누워도 잠드는 데 오래 걸리는 타입이라면 눕는 시간을 늦추고, 자다 깨서 다시 잠들지 못하는데도 한참을 깬 채로 누워 있다가 일어나는 타입이라면 일어나는 시간을 당기는 식입니다. 그 외에도 자신이 선호하는 수면 시간대와 평소 일과를 고려하여 수

당장 오늘의 잠에 집착하지 말고 주 단위, 월 단위로 장기간의 변화를 고려한다

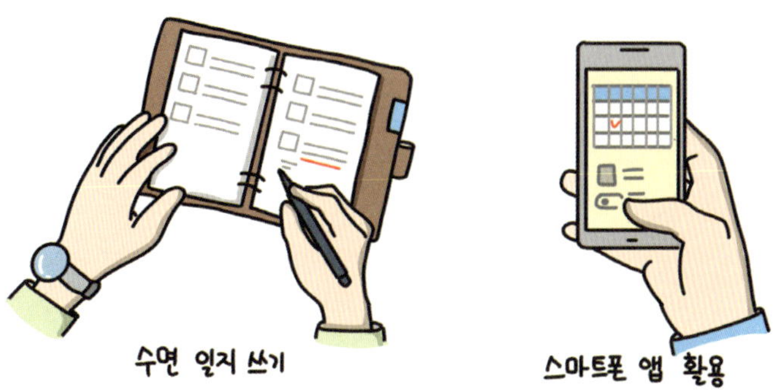

면 시간을 정합니다. 중요한 것은 시간을 정하면 요일과 관계없이 매일 일정하게 시간을 지켜야 한다는 점입니다. 일찍 일어나서 출근해야 하는 주중에는 일어나는 시간을 당기고, 정해진 일과가 없는 주말에는 눕는 시간을 늦추는 식으로 시간을 제한해서는 안 된다는 것입니다. 시간을 일정하게 정하여 지키되, 이것이 자신의 생활과 잘 맞지 않다면 조금씩 조정해볼 수는 있습니다.

위에서 설명한 생활 습관 교정을 의학용어로는 '수면 제한 요법'이라고 합니다. 수면 제한 요법은 불면증 환자의 표준 치료인 인지행동치료에서도 핵심이 되는 행동 교정 방법입니다. 수면 제한 요법을 병원에 내원하여 수면 전문의 상담과 함께 진행하는 경우도 많지만, 평소 생활 속에서 위에서 설명한 수면 제한 요법을 반영하여 수면 습관을 개선해볼 수도 있습니다. 그러니 조금이라도 더 자려고 초저녁부터 억지로 오지 않는 잠을 청했던 사람들은 침실에 들어가는 시간을 과감히 늦춰보기를 권합니다.

환문명답

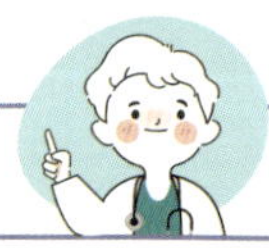

잠을 더 자려고 초저녁부터 눕는 습관은 숙면에 도움이 되지 않습니다. 누워 있는 시간이 불필요하게 늘어나면 잠드는 데 걸리는 시간이 길어질 뿐만 아니라 자다가 깨서 다시 잠들지 못하는 시간도 늘어나게 됩니다. 누워 있는 시간을 줄여서 일정하게 지켜나가면 수면 효율이 올라가고 수면의 질도 점차 좋아질 것입니다.

26

잠 잘 들게 하는 비약물적인 팁 좀 알려주세요!

잠들기 쉬운 몸으로 만들기

잠을 잘 자기 위해서는 특정한 생활 습관과 환경을 만드는 것이 매우 중요합니다. 이러한 비약물적인 방법들은 신체와 마음을 이완시키고, 자연스럽게 수면으로 이어지도록 도와줍니다. 일상에서 쉽게 실천할 수 있는 다양한 방법들을 알아보겠습니다.

▶ **규칙적인 수면 패턴 유지:** 매일 규칙적인 시간에 잠자리에 들고 일어나는 것은 매우 중요하며, 휴일에도 늘 규칙적인 수면 패턴을 유지해야 합니다. 특히 정해진 시간에 일어나는 것이 가장 중요한데, 일단 일어나서 밝은 볕을 받으며 잠을 깨도록 합니다.

▶ **낮잠 피하고 햇볕 쬐기:** 전날 밤에 잠을 충분히 못 잤다고 보상하기 위

해 낮잠을 자거나 햇빛이 적은 실내에 누워 쉬는 등의 행동은 오히려 수면을 방해할 수 있습니다. 하루 최소 30분 정도 산책을 하며 충분히 햇볕을 쬐는 것이 숙면에 도움을 줍니다.

▶ **카페인이 들어 있는 음료나 음식 피하기:** 커피, 홍차, 콜라, 초콜릿, 에너지 음료, 박카스 등에 들어간 카페인은 각성 효과가 있기 때문에 최소 잠자기 6시간 전부터는 피하는 것이 좋습니다.

▶ **잠들기 두 시간 전 과식 금지:** 야식은 잠들기 전 자율신경계와 심장을 쉬지 못하게 해 수면을 방해합니다. 반면 너무 배가 고파도 잠이 오지 않으므로, 필요시 잠을 유도하는 트립토판 성분이 있는 연한 두부, 따뜻한 우유, 달걀, 바나나를 소량 섭취하는 것이 좋습니다.

▶ **규칙적으로 운동하되 자기 전 격렬한 운동은 피하기:** 규칙적인 운동이 잠자는 데 도움을 주는 것은 맞습니다. 하지만 잠자는 시간을 앞두고 과도한 운동은 오히려 잠을 방해하기 때문에 운동은 잠자리에 들기 3~4시간 전에 마치는 것이 좋습니다.

▶ **흡연, 음주 금지:** 잠이 안 온다고 술을 마시는 사람이 있는데, 술은 잠드는 데 일부 도움을 줄 수는 있으나, 수면 중 자주 깨게 하고 깊은 잠을 방해하며 아침에 일찍 일어나게 합니다. 또한 담배의 니코틴 성분은 각성 작용을 하기 때문에 오후부터 피해야 합니다.

▶ **취침 전 반신욕이나 족욕:** 취침 1~2시간 전 따뜻한 물로 샤워를 하거나 반신욕, 족욕을 하는 것이 몸을 효과적으로 이완시켜 숙면에 좋습니다. 또한 샤워를 하여 약간 체온이 올라가면 잠자리에 들면서 반동적으로 체온이 다시 떨어지는데, 이때 낮에 햇볕 쬐는 동안 억제됐던 멜

라토닌이 한꺼번에 분비되어 잠을 푹 잘 수 있습니다.

▶ **자기 전 미리 생각 정리하기:** 자려고 누우면 걱정거리 등 다양한 생각들이 떠올라 잠을 자기 어려운 경우가 많은데, 잠자리에 들기 전에 미리 생각을 정리하는 것이 효과적입니다. 이를 위하여 때로는 노트에 걱정거리를 적는데, 이때 그냥 떠오르는 생각들을 적기만 하고 해결 방법을 찾기 위해 고민하지는 않습니다. 결론은 다음 날 내리기로 하고 편한 마음으로 잠자리에 들면 다음 날 그 메모를 보고 해결 방법이 떠오르기도 하고 걱정할 필요가 없었다는 사실을 발견하기도 합니다.

잠들기 쉬운 몸 만들기

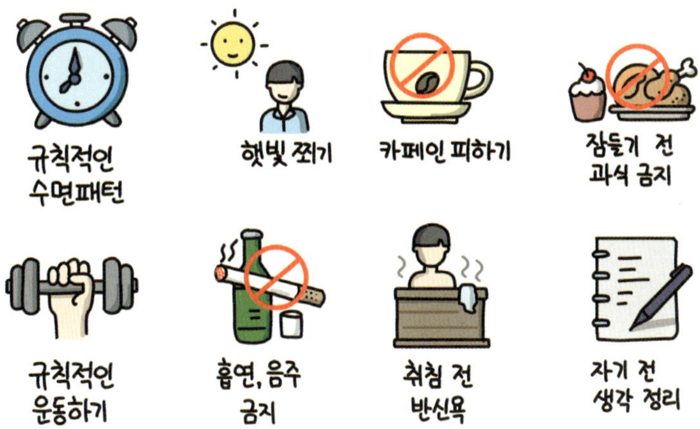
규칙적인 수면패턴
햇빛 쬐기
카페인 피하기
잠들기 전 과식 금지
규칙적인 운동하기
흡연, 음주 금지
취침 전 반신욕
자기 전 생각 정리

바람직한 수면 환경으로 만들기

잠자는 환경은 조용하고 충분히 어두워야 하며, 너무 덥거나 춥지 않도록 만들어야 합니다. 멜라토닌 분비를 활성화하려면 잠들기 30

분 전부터 미리 집안을 어둡게 하는 게 좋은데, 작은 등이나 간접 조명을 이용하는 것도 방법입니다. 또 침실 창문엔 커튼을 쳐서 외부의 빛이 들어오지 않도록 한 후 잠을 청해야 합니다. 자기 전 핸드폰에서 나오는 청색광(블루라이트)은 멜라토닌의 분비를 방해하여 잠을 잘 이루지 못하게 합니다. 침실에 들어갈 때 휴대폰을 거실에 두는 것만으로도 숙면을 취하는 데 도움이 됩니다.

수면 행동 규칙: 침대는 '잠자는 곳'으로만 활용하기

잠자리는 오로지 '잠을 자는 곳'으로만 활용해야 합니다. 핸드폰을 만지작거리는 것을 포함해 식사, TV 보기, 독서 등은 침실 밖에서 해야 합니다. 낮에 휴식을 취하려고 침대에 누워 쉬는 것도 피해야 하는데, 이 모든 행동의 목적은 결국에는 잠자리에 있을 때 자는 것을 내 몸이 배우도록 하는 것입니다. 졸릴 때만 잠자리에 눕고, 피곤할 때는 눕지 않으며, 잠이 안 온다면 침대에서 나와 다른 일을 하다 졸릴 때 다시 돌아옵니다. 중간에 잠이 오지 않아 다른 일을 할 때에는 주로 짧은 내용의 책을 읽도록 하고, 취미처럼 몰두하게 되는 것은 하지 말아야 합니다. 잠에 들지 않고 누워 있는 시간이 길어질수록 수면 효율이 저하되며, 그로 인해 더욱 숙면을 취하기 어렵기 때문에 잠자리에 누워 있는 시간을 인위적으로 줄이는 것도 수면장애를 해소하는 데 도움이 될 수 있습니다.

수면 행동 규칙: 잠들기 전 심호흡하기

편안하고 조용한 잠자리에 누운 상태로 어깨의 긴장을 풀고 한 손을 가슴에 올리고 다른 손은 배에 올린 상태로 대략 2초간 코로 숨을 천천히 들이마십니다. 공기가 코를 통해 배로 가고 배가 확장되는 것을 느껴봅니다. 가슴은 상대적으로 움직이지 않고 배가 움직이며 호흡을 하도록 합니다. 빨대로 음료를 마실 때처럼 입술을 내밀고 배를 부드럽게 누르며 대략 2초에 걸쳐 숨을 천천히 내뱉습니다. 이와 같은 느리고, 깊고, 가슴이 아닌 배를 사용하는 호흡을 반복하면서 몸을 이완시킬 수 있습니다. 이러한 이완 요법을 통하여 신체적, 정신적으로 긴장되고 각성된 상태를 완화시키고 머릿속에 떠오르는 걱정과 여러 생각들을 줄일 수도 있습니다.

수면 행동 규칙: 무리하게 자려고 노력하지 않기

잠을 못 자는 사람들에게 보이는 공통적인 특징은 낮부터 자야 한다는 강박감을 가지고 자기 위해 노력한다는 것입니다. 하지만 수면에 관한 걱정은 불안, 초조와 같은 부정적인 감정과 각성을 유발하고, 이것이 다시 잠을 잘 자지 못하도록 하여 악순환의 고리를 형성하게 됩니다. '자야 한다'는 강박감을 떨치려면 잠자리에 있는 시계를 치우고, 잠이 오지 않거나 중간에 깨었을 때 일어나 이동해서 다른 일을 해보다 잠이 오면 잠자리로 가도록 합니다. 때로는 침실에서 눈을 감고 재미있고 행복하고 즐거운 상황을 상상하면 편안한 감정이 들면서 수면에 대해 집착하지 않고 긍정적인 감정을 체험하게 되어 수면의 질이 향상되기도 합니다.

환문명답

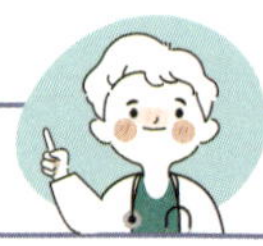

생활 습관을 개선해 잠들기 쉬운 몸을 만들고, 바람직한 수면 환경을 유지하며, 배운 수면 행동 규칙들을 잘 따른다면 수면의 질에 만족하게 될 것입니다. 비약물적인 치료의 가장 큰 장점 중 하나는 약물 치료에 비하여 시간이 지나도 그 효과가 잘 유지되고 때로는 더 커진다는 것입니다. 설령 갑작스럽게 다시 수면에 문제가 생기더라도 이미 건강한 수면을 위해 어떻게 해야 하는지 익혀 놓았기 때문에 다시 잘 대처할 수 있게 됩니다.

27

잠이 오지 않으면 침대에 오래 눕지 말고 벗어나라고 하는데, 허리도 아프고 건강이 좋지 않아 밤에 침대 밖으로 벗어나기가 너무 힘듭니다. 어떻게 해야 하나요?

만성 불면증은 수면 습관 문제로 인해 나타나는 경우가 많습니다. 잘못된 수면 습관을 교정하는 것을 '수면위생교육'이라고 하며, 부적절한 수면위생을 교정하는 것만으로도 불면증이 호전될 수 있습니다. 수면위생교육에는 수면에 대한 잘못된 믿음이나 걱정을 교정해주는 인지행동치료, 점진적으로 근육을 이완시키며 긴장도를 낮추는 이완 치료, 낮잠을 피하고 밤에 졸릴 때만 잠자리에 눕도록 하는 자극 조절, 잠자리에 누워 있는 시간 중 깨어 있는 시간을 줄이는 수면 제한이 있습니다.

잠이 오지 않으면 침대에서 벗어나라고 하는 데는 이유가 있습니다. 침실 공간에서 잠을 자지 않고 다른 행동을 할 수 있다는 부정적인 연결고리가 만들어질 수 있기 때문에 이를 방지하려는 것입니다. 따라서 침실은 자는 공간으로 조건화될 수 있도록 잠이 올 때만 잠자리에 눕고, 누웠을 때 잠이 들지 않으면 20분 안에 일어나 거실로 나오고, 다시 졸리면 잠자리에 들어가는 것을 반복하도록 교육합니다.

잠이 오지 않을 때의 올바른 행동

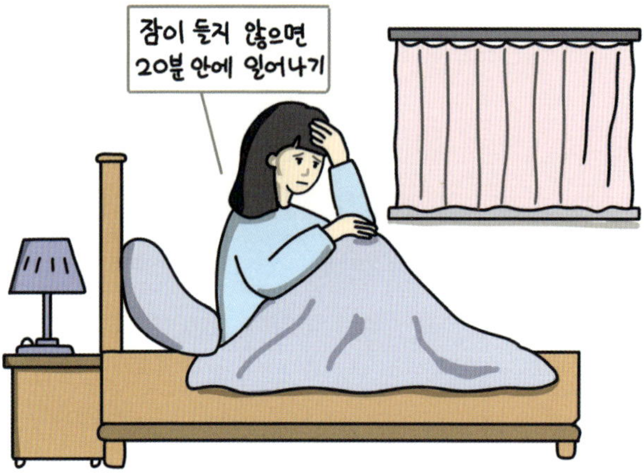

허리 통증과 같은 건강 문제로 거동이 어려울 경우에는 이러한 자극 조절을 원활하게 수행하기 어려울 수 있습니다. 자극 조절과 수면 제한은 수면위생교육의 일부이며, 이를 수행하지 못한다고 불면증을 해결하지 못하는 것은 아니기 때문에 너무 걱정하거나 불안해할 필요는 없습니다. 다만 침대에 누워 있는 동안 좋은 수면 습관을 유지하기 위한 환경을 만드는 것이 좋습니다.

도움될 수 있는 다른 방법은 먼저 기상 시간을 일정하게 유지하는 것이 중요합니다. 전날 몇 시에 잤든 상관없이 아침에는 항상 같은 시간에 일어나고, 평일뿐만 아니라 주말에도 같은 기상 시간을 맞추는 것이 중요합니다.

또한 낮잠은 피하며, 피로가 심한 경우 15~20분 정도 이내에서 짧게 낮잠을 자는 것이 밤에 수면을 방해하지 않습니다. 낮에는 직접 햇볕을 쪼이고 조금이라도 움직이는 것이 밤에 수면을 취하는 데 도움이 될 수 있습니다.

자기 6시간 전에 커피, 콜라, 녹차 등 카페인이 들어 있는 음료를 마시지 말고, 과도한 식사나 수분 섭취를 제한하는 것도 도움됩니다.

잠자리의 소음을 없애고 온도와 조명을 안락하게 조절하며, TV, 핸드폰 등 빛이 나오는 기기는 사용하지 않는 것이 필요합니다.

통증과 수면은 서로 영향을 줍니다. 수면 부족은 통증을 악화시킬 수 있으며 통증 때문에 수면이 방해되기도 합니다. 따라서 적절한 통증 조절은 수면에 도움이 되며, 불면증을 조절하는 것이 통증 개선에 도움을 줄 수 있습니다.

수면위생은 불면증 조절에 중요하므로 적게 자더라도 숙면을 위한 적절한 환경을 조성하고 잠과 싸우지 않는 것이 필요합니다. 이를 위해 자기 전 심호흡, 가벼운 스트레칭, 눈 마사지 등이 도움될 수 있습니다. 심한 통증 및 건강 문제로 이동이 어려워 자극 조절 및 수면 제한 요법에 제한이 있더라도 다른 수면위생을 잘 지킨다면 불면증 개선에 도움이 될 수 있습니다. 또한 통증 및 수면 전문의에게 진료한 후 통증과 수면을 조절하는 적절한 약물 치료를 받는 것도 증상 조절에 도움이 됩니다.

환문명답

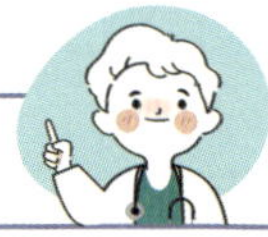

잠이 오지 않을 때 잠자리에서 벗어나고 잠자리에 누워 있는 동안 깨어 있는 시간을 줄이는 자극 조절과 수면 제한은 수면위생을 개선하는 데 중요한 방법입니다. 하지만 통증 등 건강 문제로 잠자리를 벗어나기 어려운 경우에는 수면 환경을 조절하고 이완치료, 인지행동치료를 통해 불면증을 개선할 수 있으며, 수면 전문의의 진료 후 적절한 약물 치료를 병행하는 것도 도움이 될 수 있습니다.

28

잠이 안 올 때, 늦은 밤시간에도 운동을 하는 것은 문제가 없나요?

운동은 수면에 도움이 될까?

일반적으로 운동은 수면에 긍정적인 영향을 줍니다. 적절한 운동을 하면 쉽게 잠들고, 깊게 자며 아침에 개운함을 느낄 수 있습니다. 하지만, 운동을 하는 시간, 운동 강도, 그리고 수면 유형(아침형, 저녁형) 등에 따라 효과가 달라질 수 있으므로 다음 사항을 고려해서 운동을 하는 것이 좋습니다.

아침 운동

아침에 운동을 하면 회복 수면이 증가하고 수면의 질이 높아집니다. 특히, 잠들기 어려운 사람들이 쉽게 잠들게 하는 효과가 있으며, 수면 효율을 높이고 총수면 시간도 늘어납니다. 아침 운동은 저녁에

코티솔을 감소시키고, 멜라토닌 분비를 촉진하여 쉽게 잠들 수 있도록 도와줍니다

오후 혹은 이른 저녁 운동

오후 시간대에 운동을 하면 밤에 체온이 떨어져 쉽게 잠들고, 수면 시간과 수면의 질을 높여 주는 효과가 있습니다.

늦은 저녁 운동

늦은 시간대에 운동을 하는 경우에는 수면에 미치는 효과가 다양하게 보고됩니다. 심한 운동은 심부 체온을 상승시키고 교감 신경계를 활성화시켜 잠들기 어렵고 자주 깨는 영향을 미칠 수 있습니다. 그러나 젊은 사람에서 중등도의 운동은 수면에 좋은 영향을 미친다는 연구도 있습니다. 잠들기 4시간 이내에 하는 운동은 수면을 방해할 가능성이 많다는 것이 일반적인 견해이므로 가급적 늦은 시간대에는 가벼운 운동만을 권장합니다.

수면 유형에 따라 효과적인 운동 시간대가 있을까?

저녁형 사람은 아침 운동을 하면 취침 시각이 앞당겨지는 효과가 있습니다. 반면에 아침형 사람은 이른 저녁에 운동을 하면 잠드는 시간이 뒤로 밀리는 효과가 있습니다. 이러한 효과는 한 번의 운동으로

효과를 나타내는 것이 아니라 같은 시간대에 지속적으로 운동할 때 효과를 발휘합니다. 이처럼, 운동이 일주기 리듬에 영향을 미치는 이유는 운동이 시간 정보 제공자(zeitgeber)로서 기능하기 때문입니다..

운동의 시간 정보 제공자 기능

아침형 사람, 저녁 운동 ➪ 잠드는 시간 늦어짐

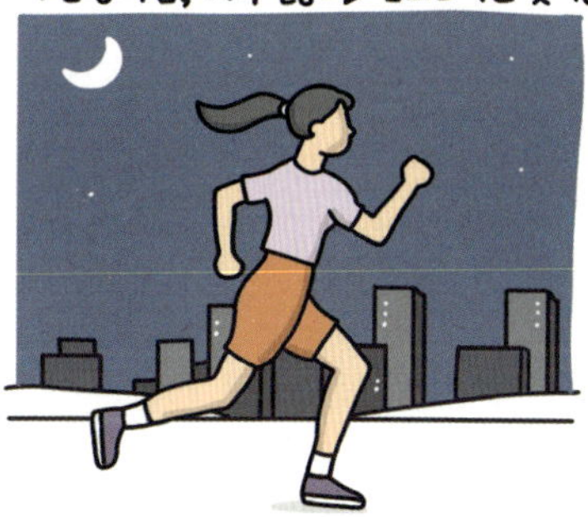

저녁형사람, 아침 운동 ➪ 취침 시간 앞당겨짐

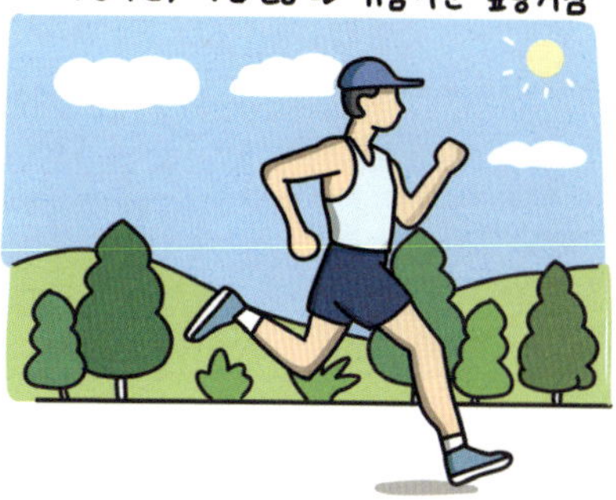

환문명답

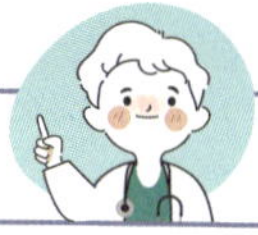

운동은 잠을 잘 자는 데 도움이 될 수 있습니다. 아침에 운동하면 밤에 더 잘 자고, 오후나 이른 저녁에 운동해도 잠에 도움이 됩니다. 그러나 늦은 밤에 운동하면 오히려 잠을 방해할 수 있으니 주의해야 합니다. 또한, 아침형 또는 저녁형인지 자신의 수면 유형에 맞는 운동 시간대를 선택하는 것이 필요합니다. 자신에 맞는 운동 강도와 시간에 규칙적으로 운동을 하면 숙면에 도움이 됩니다.

3장

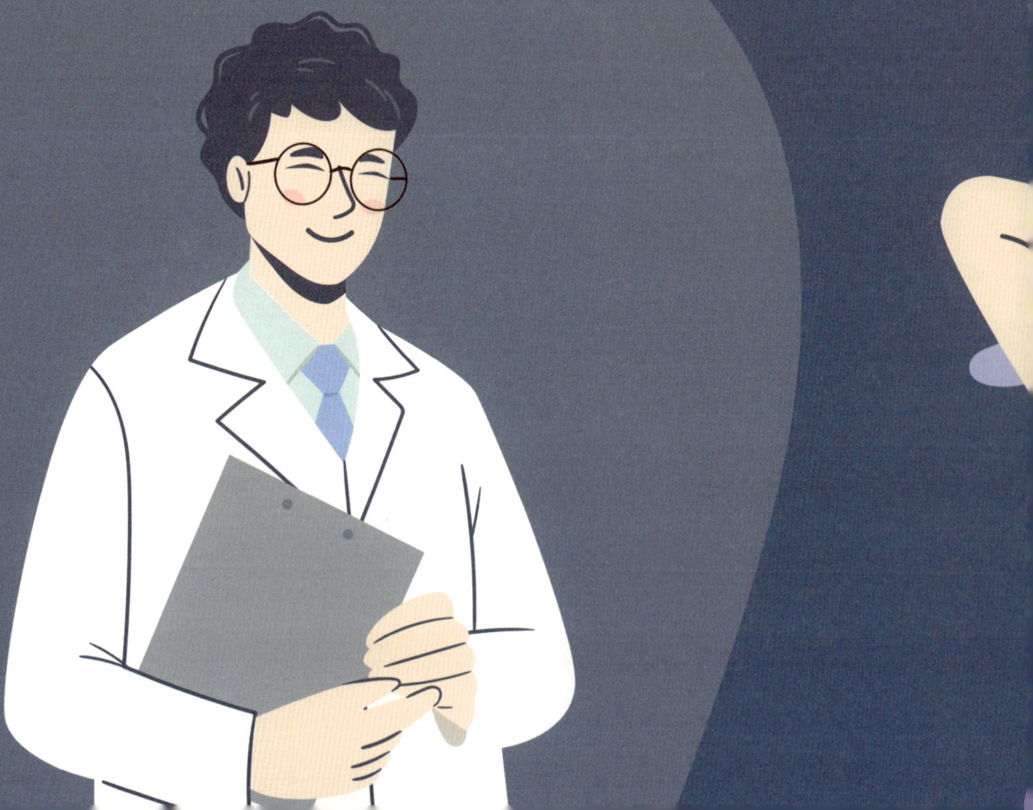

수면장애의 이해
: 사건수면

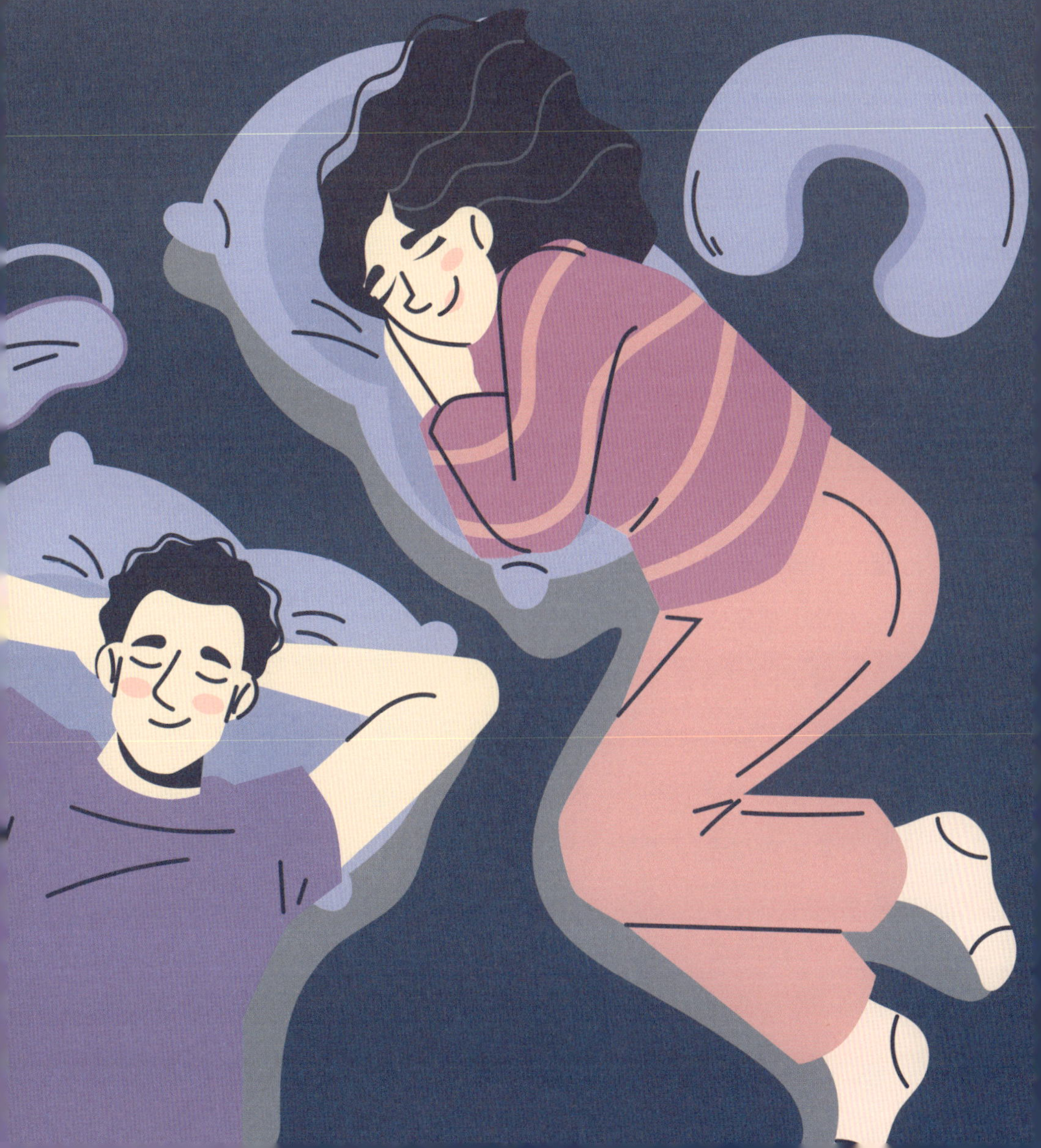

29

잠꼬대는 왜 하나요?

잠꼬대란?

잠꼬대는 의학용어로 'somniloquy'라고도 하는데 somni-는 '수면'이라는 뜻이며 loqui는 '말을 하다'라는 뜻으로 '잠을 자면서 하는 말'이란 뜻입니다. 좀더 쉽게 일상적인 영어 표현으로 하면 'sleep talking'이라고도 합니다. 조금 더 넓은 의미로는 말뿐만 아니라 의미 없는 소리와 행동도 이에 포함하기도 합니다.

수면 중 이상행동을 하는 것을 자면서 일련의 사건이 일어난다고 하여 '사건수면(parasomnia)'이라고 하는데 잠꼬대는 이것의 일종입니다. 사건수면은 몽유병이라고 흔히 말하는 수면 중 보행증, 자다가 소리를 지르는 야경증, 고개를 흔드는 양상, 이갈이 등의 증상이 동반되기도 합니다.

모든 사건수면이 해로운 것은 아닙니다. 단순 잠꼬대의 경우 어린이와 젊은 청소년에게서도 나타나고, 비렘수면일 때에는 의학적으로 큰 의미를 두지 않으며 해롭지 않은 것으로 알려져 있습니다. 한 연구에서는 10세 이하 어린이의 60% 정도, 6세 이하의 80% 이상이 잠꼬대를 정상적으로 하는 것으로 나타났고, 수면위생을 지키면서 스트레스만 감소되어도 증상은 저절로 호전된다고 알려져 있습니다. 하지만 55세 이상의 중장년 연령대 이후에 새롭게 나타나 꿈을 꾸면서 하는 잠꼬대의 경우에는 의학적 의미가 적지 않습니다. 그 외에도 잠꼬대와 함께 냄새를 맡는 능력이나 기억력이 떨어지고 행동이 느려지기 시작했다면 반드시 수면 전문의의 진료가 필요합니다.

잠꼬대는 왜 할까?

전문가들도 왜 잠꼬대를 하는지 정확하게 알지 못합니다. 잠꼬대 자체로는 병리학적 근거를 찾지 못했습니다만, 아마도 정신적인 경험이 직접적으로 연결되었을 것으로 추측합니다. 잠꼬대라는 형태는 수면 중 우리의 의식과 언어가 연결된 뇌 안의 회로 안에서 정형적이지 않은 형태로 활성화되고 기억의 영역이 합쳐진 상태에서 최근에 학습된 언어가 인지된 틀 안에서 재생되는 것이라고 생각됩니다.

예를 들어 아이들이 잠꼬대하는 것을 관찰해보면, 종일 재미있게 놀다가 잠들었을 때 자면서 히죽히죽 웃기도 하고, 혼나거나 속상해서 울다 잠이 들면 자면서도 우는 잠꼬대를 하기도 합니다. 이런 것처럼 최근에 경험한 기억이 수면 중 변형된 형태의 언어로 나타나는 것이 잠꼬대라고 볼 수 있습니다.

수면 중 나타나는 잠꼬대의 형태

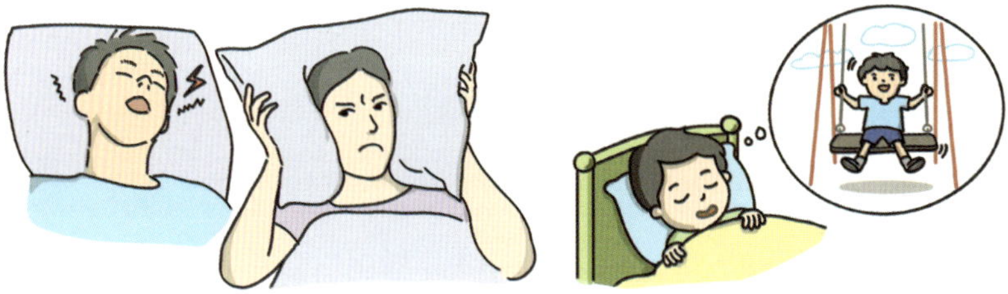

의학적으로는 잠꼬대를 포함한 사건수면이 각성, 비렘수면, 렘수면의 세 가지 상태가 서로 따로 존재하는 것이 아니라 두 가지 이상의 상태가 동시에 발생하거나 급속도로 변동을 보이는 때에 나타나는 현상으로 정의할 수 있습니다.

잠꼬대의 종류는?

잠꼬대를 포함한 사건수면을 여러 방법으로 나눌 수 있는데, 먼저 시기적으로 나누면 소아형과 노인형으로 나눌 수 있습니다. 소아에게 나타나는 잠꼬대는 이와 함께 수면 중 보행증, 혼돈각성, 야경증, 악몽 등이 있는데, 생활 습관을 교정하고 수면위생교육을 할 수 있으며,

특별한 약물 치료 없이 저절로 호전되는 경우가 많습니다. 노인형 잠꼬대는 흔히 말하는 렘수면행동장애를 뜻합니다.

잠꼬대를 포함한 사건수면을 수면 양상에 따라 나누면 주로 소아에게 나타나는 비렘수면 사건수면과 노년층에게 나타나는 렘수면 사건수면이 있습니다. 비렘수면 사건수면은 어린 시절 발생하여 특별한 치료 없이 호전되는 것으로 알려져 있지만, 렘수면 사건수면인 렘수면행동장애는 그렇지 않습니다. 노년 인구가 증가하면서 임상적으로 관심을 끌고 있으며 현재 증상을 조절할 수 있는 약물 치료를 할 수 있습니다. 그 외에도 수면무호흡증과 같은 동반되는 수면질환이 있는지 살펴봐야 하므로 수면 전문의의 진료와 수면다원검사를 통해서 그 원인을 찾을 필요가 있습니다.

환문명답

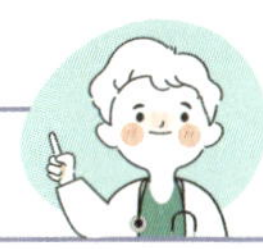

잠꼬대는 아직 원인을 정확하게 모르지만 대부분은 의미가 없는 경우가 많습니다. 소아이거나 비렘수면일 때 나타나는 의미 없는 사건수면은 수면위생, 스트레스 조절로 충분히 증상이 조절됩니다. 하지만 고령일 때와 행동이 동반된 잠꼬대의 경우에는 렘수면행동장애를 의심해봐야 하며, 수면 전문의의 진료와 검사가 필요합니다.

30

잠꼬대를 하면 치매나 파킨슨병에 걸리나요?

사람이 잠을 자는 중에 말하는 것을 잠꼬대라 합니다. 잠꼬대는 사건수면의 일종입니다. 사건수면이란 수면 중 바람직하지 않은 행동이나 경험이 나타나는 것입니다. 예를 들어 몽유병과 같이 수면 중 걸어 다니는 현상이나 악몽 같은 무서운 경험도 사건수면에 해당합니다.

잠꼬대는 매우 흔한 증상입니다. 역학 연구에 따르면 평생 한 번 이상 잠꼬대를 하는 사람이 전체 인구의 66%에 이릅니다. 특히 연구 시점 직전 3개월간 잠꼬대를 경험한 사람 또한 17%에 이릅니다. 사실 밤잠을 자면서 잠꼬대를 하는 것은 자신은 물론 옆에서 같이 자는 사람도 알기 어렵다는 점을 생각하면 평생 잠꼬대를 한 번도 하지 않는 사람은 드물 것입니다. 그러니 어쩌다 한 번 잠꼬대를 했다고 해서 치매나 파킨슨병을 염려하는 것은 기우, 즉 일어날 가능성이 희박한 일을 지나치게 걱정하는 것이라 할 수 있습니다.

잠꼬대는 흔한 증상이다

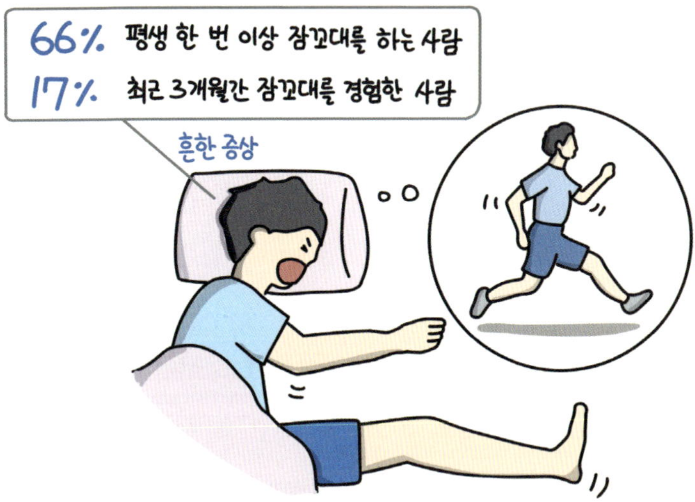
66% 평생 한 번 이상 잠꼬대를 하는 사람
17% 최근 3개월간 잠꼬대를 경험한 사람
흔한 증상

대부분의 잠꼬대는 단독 증상으로 나타납니다. 단독 증상으로 나타나는 경우에는 잠꼬대를 하다 깨어난다 해도 잠꼬대 내용을 거의 기억하지 못하며, 꿈을 꾼 기억이 없습니다. 하지만 때로는 잠꼬대가 다른 사건수면의 증상 중 하나로 나타나기도 합니다.

대표적으로 두 가지 사건수면이 잠꼬대를 동반할 수 있는데, 첫 번째는 주로 어린이와 35세 미만의 성인에게서 나타나는 혼돈각성입니다. 혼돈각성은 자다 갑자기 깨어나 두리번거리고 말을 하기도 하는데, 사실 잠에서 완전히 깨어난 것이 아니며 주위 사람이 깨우려 해도 잘 깨지 않으며, 깨운 이후에도 잠꼬대 내용을 잘 기억하지 못합니다. 이런 잠꼬대 또한 치매나 파킨슨병을 염려할 필요는 없습니다.

두 번째 사건수면은 주로 50세 이후에 나타나는 렘수면행동장애입니다. 렘수면행동장애는 꿈을 꾸면서 꿈속에서 내가 하는 행동이나 말이 실제 행동과 말로 나타나는 현상입니다. 이때 동반되는 잠꼬대의 특징은 잠꼬대를 하는 사람을 깨우면 꿈을 꾼 것을 기억하고, 그 꿈의 내용이 잠꼬대 내용과 일치한다는 것입니다.

렘수면행동장애는 인구 천 명당 세 명 내지 다섯 명이 경험하기 때문에 단독 증상으로 나타나는 잠꼬대에 비해 훨씬 드물다고 할 수 있습니다. 다만 이 렘수면행동장애는 파킨슨병이나 치매를 일으키는 병 중 하나인 루이소체치매를 앓는 사람들의 절반 이상이 경험한다고 합니다. 그러니 잠꼬대가 꿈과 함께 나타나고, 이것이 일회성이 아니라 반복적으로 나타난다면 전문의의 진료를 받아볼 필요가 있습니다.

환문명답

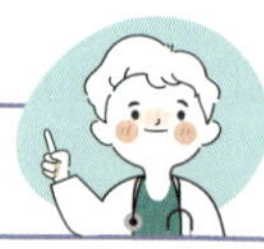

잠꼬대는 많은 사람들이 한두 번은 경험할 수 있는 흔한 현상입니다. 다만 50세 이상인 사람들이 잠꼬대를 반복적으로 하고, 잠꼬대를 하다 깼는데 꿈이 기억나며, 잠꼬대의 내용과 꿈의 내용이 일치한다면 이는 렘수면행동장애의 증상일 수 있습니다. 렘수면행동장애가 있는 사람들은 그렇지 않은 사람들에 비해 향후 루이소체치매라는 비교적 드문 치매와 파킨슨병을 겪을 가능성이 높습니다. 다만 렘수면행동장애가 있다고 모두 치매나 파킨슨병이 생기는 것은 아니니 과도한 걱정은 금물입니다.

31

아버지가 자다가 집 밖으로 나가요

자다가 생기는 이상행동의 원인은 무엇일까?

수면 중에 깨지 않은 상태에서 몸을 움찔거리거나 팔다리를 휘두르는 사람들도 있고, 잠에서 깨지 않은 상태에서 냉장고에서 음식을 꺼내 먹거나 밖으로 나가고 자신이 한 행동을 기억하지 못하는 사람들도 있습니다. 자다가 생기는 행동들이라고 하더라도 모두 다 같은 원인을 가지고 있는 것은 아닙니다.

아침에 일어났더니 부엌에 음식을 조리해 먹은 흔적이 있는데 자신은 기억을 못한다거나 가족들이 보기에 반은 자고 반은 깨어 있는 몽롱한 상태로 일어나서 여기저기 집안을 돌아다니고 말을 시키면 의미 없는 말을 하거나 적절히 대답하지 못하는 모습을 수십 분간 보인다는 경우들이 있습니다. 흔히 '몽유병'이라고 알고 있는 사건수면에 속

사건수면 중 하나인 몽유병

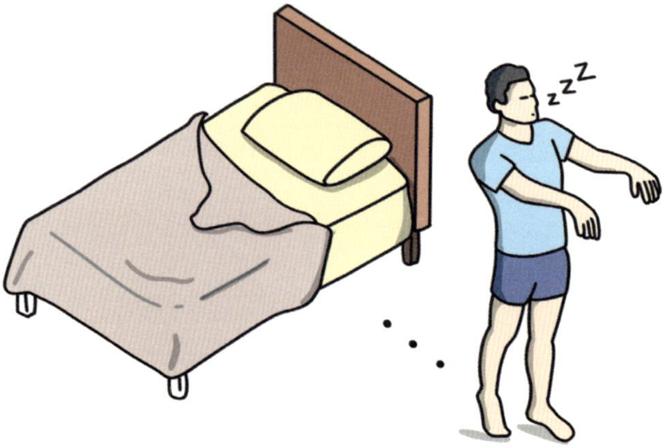

하는 수면장애는 성인에게서는 주로 졸피뎀(zolpidem) 같은 수면제를 복용한 이후 발생할 수 있습니다.

수면제나 진정제를 복용한 후에 수면 중 일어나서 무의식 상태에서 돌아다니거나 음식을 만들어 먹는 등의 행동을 하며 운전이나 성행위를 하는 등의 모습을 보이고 아침에 전혀 기억하지 못하는 특징을 보이는데 이를 수면진정제와 연관된 복합행동장애라고 합니다.

여러 수면진정제들이 있지만 졸피뎀과 같은 비벤조디아제핀 수용체 작용제가 이러한 증상을 잘 일으킵니다. 비벤조디아제핀 수용체 작용제는 벤조디아제핀 수용체 중 알파아형에 대한 선택적인 작용을 하게 되는데 이로 인해서 항불안 효과와 근이완 효과는 약하고 주로 진정 작용을 가지게 됩니다. 근이완 작용이 없어 운동기능이 유지될 수 있기 때문에 복합행동장애를 잘 일으키게 될 수 있습니다.

수면 중에 방에서 나오거나 음식을 먹거나 하는 행동까지는 하지 않지만 누운 상태에서 생생하게 누군가와 대화를 하는 것 같거나 팔다리를 휘두르는 모습을 보이는 경우는 렘수면행동장애가 원인일 수 있습니다. 렘수면행동장애는 이름 그대로 수면 단계 중 렘수면에서 발생하는 사건수면으로, 수면 후반부에 더 많이 나타나고 옆에서 깨우면 잘 깨는 경우가 많고 환자의 행동이 꿈의 내용과 일치하게 됩니다.

렘수면행동장애는 50세 이후의 남성에게서 더 흔하다고 알려져 있으며 꿈을 꾸는 수면 단계인 렘수면에서 몸을 과격하게 움직이다가 신체적 손상을 입기도 합니다. 이는 렘수면 중에 정상적으로는 근육이 이완되어 움직임이 없어야 하는데 다리뇌(pons) 하부에 위치하는 하측배핵(sublaterodorsal nucleus)이라는 부위의 퇴행성 변화로 인해서 발생한다고 알려져 있습니다.

수면 중에 나타나지만 수면질환이 아닌 뇌전증 발작 증상일 수 있습니다. 야간 전두엽 뇌전증은 발작이 대부분 수면 중에만 발생하며 특히 N2 단계에서 잘 나타납니다. 자다가 갑자기 비대칭적으로 양쪽 팔과 다리가 강직되는 경련이 일어나거나, 몸통이나 전신을 움직이는 과운동 발작이 특징적으로 나타날 수 있습니다. 이러한 움직임은 대개 수십 초 정도로 짧게 나타나고, 발작 후 혼동상태 없이 의식이 바로 명료해지거나 다시 잠을 자고, 발작에 대해서 기억하지 못하는 경우가 많습니다.

이처럼 수면 중 이상행동이 나타나는 경우 수면제와 연관된 복합행동장애, 렘수면행동장애, 성인에서 드물지만 몽유병이나 단순 잠꼬대, 야간 뇌전증 발작 등을 감별하여야 하므로 수면다원검사가 필수적이며, 뇌전증을 감별하기 위해서는 뇌파전극을 추가로 더 붙이는 것이 도움이 될 수 있습니다.

자다가 생기는 이상행동, 어떻게 치료할까?

자다가 생기는 이상행동을 일으키는 유발 요인이 있는 경우 이를 우선적으로 피하면 호전될 수 있습니다. 수면제를 복용하는 경우에는 약물 복용을 중단한 후에 증상 호전 여부를 확인해봐야 합니다. 증상을 미리 예방하려면 수면제를 복용할 때 저용량으로 시작해서 부작용이 발생하는지 확인해야 하고, 수면제 복용 시에 알코올이나 항우울제 및 다른 수면진정제와 병용하지 않는 것이 좋습니다.

렘수면행동장애로 진단받은 경우에는 증상을 완화시키기 위해 클로나제팜이나 멜라토닌 같은 약물을 투여하는 것이 도움이 될 수 있습니다. 수면무호흡이 동반된 경우에는 클로나제팜 사용 시 증상이 악화될 수 있어 사용에 주의가 필요합니다. 이외에 수면 중 이상행동이 나타날 때 다칠 수가 있으므로 이불이나 매트에서 수면을 취하는 것이 좋고, 주변에 깨지기 쉽거나 뾰족한 물건들은 치워 놓는 것이 좋습니다. 음주와 스트레스가 행동장애를 악화시킬 수 있으므로 증상이 심한 경우에는 피하는 것이 좋습니다.

환문명답

자다가 생기는 이상행동은 여러 가지 원인으로 발생할 수 있습니다. 성인에게는 비렘수면에서 발생하는 몽유병이 잘 발생하지는 않기 때문에 복용한 수면제로 인해 이상행동을 일으키고 기억을 못할 가능성이 크므로 이에 대한 확인이 우선적으로 필요합니다. 이런 경우에는 원인 약물을 중단하면 증상은 즉시 호전될 수 있습니다. 뇌전증이나 렘수면행동장애 같은 질환들도 감별이 필요하므로 뇌파검사나 수면다원검사 시행을 위해 수면 전문의의 진료를 받아보는 것이 필요합니다.

32

악몽을 너무 많이 꾸는데 무슨 문제가 있는 건 아닌가요?

악몽은 무엇일까?

악몽은 옆에서 깨울 정도로 심한 불안이나 공포를 동반한 기분 나쁜 내용의 꿈을 꾸는 것을 말합니다. 대개 안 좋은 일이나 신체적, 정신적으로 심한 정도의 위협이 되거나 무서운 내용이나 장면이 나타남으로써 감정적으로 강렬한 자극을 받게 됩니다. 강한 감정적인 요소가 들어 있어서 꿈에서 깨어나 꿈의 내용을 생생하게 기억하는 경우가 많습니다.

악몽의 원인은 무엇일까?

악몽은 다양한 원인에 의해서 초래될 수 있습니다. 일시적인 악몽은 스트레스와 불안이 가장 흔한 원인일 수 있습니다. 그러나 심한 불안, 우울, 외상후스트레스증후군에 의한 경우에는 지속적인 악몽을 초래할 수 있습니다. 약물이나 물질의 오남용이 원인이 되기도 합니다. 고열이나 통증을 동반하는 신체적 질환이 있는 경우에도 악몽을 초래하기도 합니다.

일부 수면장애 중에 악몽을 초래하는 경우가 있는데, 심한 수면무호흡과 렘수면행동장애가 대표적입니다. 수면무호흡은 수면 중 기도가 일시적으로 좁아지거나 막히면서 각성과 저산소증을 초래할 수 있는 수면장애로, 꿈꾸는 수면인 렘수면 중에 심한 수면무호흡증이 발

악몽의 원인

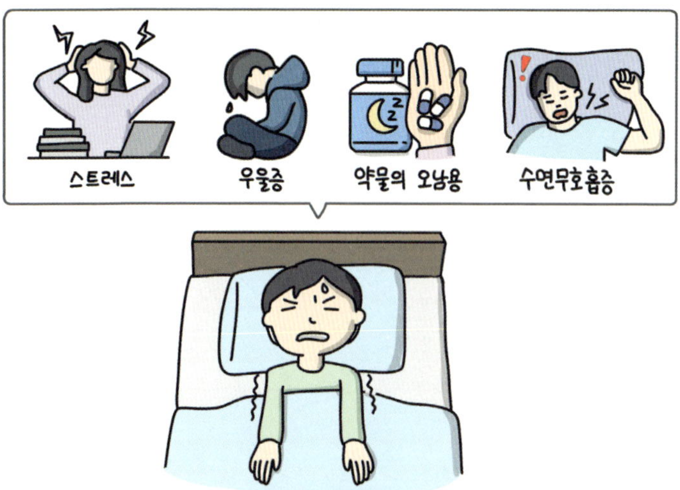

생하면 기분 나쁜 꿈이나 악몽으로 나타날 수 있습니다.

렘수면행동장애는 주로 60대 이상 노인에게서 나타나며, 꿈속의 행동이 현실로 표현되는 수면장애입니다. 대개 무섭거나 기분 나쁜 내용의 꿈을 생생하게 꾸기 때문에 악몽을 꾼다고 말하곤 합니다.

악몽도 치료를 받아야 할까?

한두 번 정도의 악몽은 누구나 경험할 수 있는 삶의 과정이고 큰 문제가 되지 않습니다. 그렇지만 악몽을 너무 자주 꾸거나, 악몽으로 인해서 수면에 문제가 되어 낮에 심하게 피곤하고 졸리거나, 불안 및 우울감 등으로 삶에 영향을 미친다면 주의할 필요가 있습니다.

심한 불안, 우울 혹은 외상후스트레스증후군이 원인이면 적절한 치료를 받아야 합니다. 심한 수면무호흡증이나 렘수면행동장애가 의심된다면 전문가의 진료가 필요합니다.

환문명답

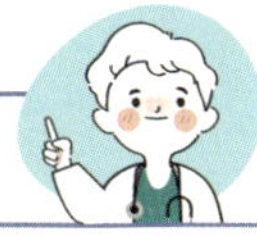

악몽은 깨울 정도로 강렬한 불안이나 공포를 동반하는 꿈입니다. 스트레스, 불안, 우울, 외상후스트레스증후군 등 다양한 원인이 있으며, 심한 수면무호흡증, 렘수면행동장애와 같은 수면장애도 악몽을 유발할 수 있습니다. 악몽을 자주 꾸거나 일상생활에 지장이 있다면 수면 전문가의 진단을 받아 원인을 파악하고 적절한 치료를 받는 것이 중요합니다.

33

가위가 너무 자주 눌려요. 치료할 수 있나요?

가위는 귀신과 관련이 있을까, 원인이 무엇일까?

흔히 가위눌림이라고 알려져 있는 수면장애 증상은 의학적으로 수면마비라고 부릅니다. 수면마비는 신경과에 내원하는 렘수면과 관련된 흔한 수면장애들 중 하나로 전체 인구 중 30% 이상이 일생 동안 적어도 한 번 이상 겪을 수 있습니다. 수면마비를 겪었던 환자들은 진료실에서 그들의 증상을 다음과 같이 표현합니다.

"침대에 누군가 저와 같이 누워 있는 것 같았지만, 정확한 모습을 보기 어려웠고, 몸을 움직이려 하여도 움직여지지 않았습니다. 죽을 것 같은 공포감이 들고, 가끔 귀신이 보일 때도 있는데, 이와 같은 증상들은 똑바로 누워 잘 때 더 잘 발생하는 것 같아요."

수면마비와 동반되는 마비와 질식감과 환각들 때문에 마치 귀신에 의한 초자연적인 현상으로 수면마비가 회자되는 경우가 많지만, 과학적으로 각각의 현상들을 설명할 수 있습니다.

먼저, 마비는 우리 수면의 단계 중 렘수면, 즉 꿈꾸는 수면 단계에서 나타나는 정상적인 현상으로, 뇌에서는 활발히 꿈을 꾸더라도, 뇌에서 우리 몸에 보내는 신호가 행동으로 발현되지 못하도록 우리 몸의 근육을 마비시키는 것입니다. 이때 호흡근육에도 저긴장이 발생하여 수면마비 환자들이 주관적인 호흡곤란을 경험할 수 있습니다. 그러므로 수면마비는 렘수면에서 나타나는 정상적인 생리 현상들이 환자의 의식이 깨어 있을 때 나타나는 비정상적인 상황으로 볼 수 있습니다.

수면마비의 75%에서 동반되는 환각들은 방 안에 위험한 존재가 같이 존재하는 느낌과 주관적인 호흡곤란으로 인해 누군가가 가슴에 앉아 있는 것 같은 잘못된 환촉, 마지막으로 자신의 몸에서 빠져나오는 경험으로 나눌 수 있습니다. 이와 같은 환각 증상들은 문화적인 믿음과 어우러져 나라별로 외계인 또는 귀신 등으로 표현되고 있습니다.

가위눌림의 느낌

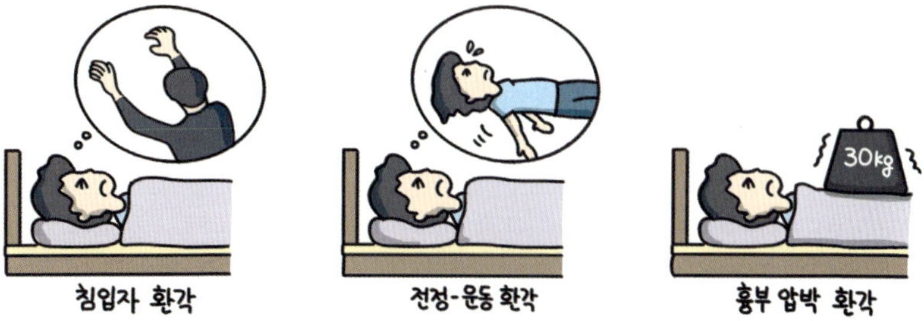

수면마비의 정확한 원인은 알려져 있지 않지만, 정상적인 수면 주기에 영향을 줄 수 있는 수면장애와 밀접한 관련이 있어 수면무호흡증, 만성 불면증, 일주기 리듬 수면각성장애 환자들이 수면마비를 호소할 수 있습니다. 또한 불안정한 렘수면이 특징인 기면병의 네 가지 주증상 중 하나로서 수면마비가 20~50%의 비율로 나타날 수 있습니다. 이 외에도 수면 부족, 불규칙한 생활리듬, 과도한 음주 및 수면제의 사용, 심한 스트레스도 수면마비의 원인으로 작용할 수 있어서, 외상후스트레스장애(PTSD)나 공황장애 환자에게도 수면마비가 나타날 수 있습니다.

가위에 눌리면 무조건 병원에 가야 할까?

일반적으로 수면마비는 평균 6분 정도(수 초에서 20분까지) 지속되며, 스스로 벗어날 수도 있지만 다른 사람이 만지거나 어떤 소리를 들을 때 쉽게 벗어날 수 있습니다. 다른 수면장애 없이 일회성인 경우에는 치료가 필요없지만, 수면마비 환자의 90%가 경험하는 공포감은 오래가는 경우가 있습니다. 이러한 증상도 대개 별다른 후유증 없이 지나가므로 일회성의 경우 수면마비를 일으킬 수 있는 여러 생활 습관들에 대한 교정만 시행해도 문제가 없습니다.

하지만 반복적으로 수면마비가 발생하여 만성화되는 경우에는 수면장애에 대한 평가 및 비슷한 증상을 보일 수 있는 뇌전증, 신경병증 등에 대한 감별진단을 하기 위해 수면 클리닉에 방문하여 상담할 필요가 있습니다.

자주 가위에 눌리는 증상은 어떻게 치료할까?

수면마비를 자주 경험하는 경우에는 수면 클리닉에 내원하여 정확한 감별진단을 시행한 후 필요한 경우 이에 대한 치료를 시행할 수 있습니다. 수면마비에 대한 치료는 크게 인지행동치료를 포함한 정신치료 요법과 약물 치료로 나눌 수 있습니다. 특히 렘수면을 억제하는 약물을 사용할 때, 약물을 갑자기 중단한 경우 렘수면 반동상태로 증상이 악화될 수 있으므로 주의가 필요합니다.

현문명답

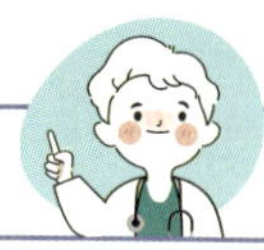

가위에 눌리는 현상은 상당히 흔한 증상으로, 정상인도 안 좋은 생활 습관 또는 스트레스로 인해 경험할 수 있습니다. 정상인이 가위눌리는 것을 예방하려면 규칙적인 수면 습관이 가장 중요합니다. 드물게 자주 반복되는 가위눌림이 있는 경우에는 감별진단 및 수면장애를 포함한 유발 요인에 대한 평가와 치료가 필요하므로, 수면 클리닉 방문을 권합니다.

34

유치원생 아이가 자다가 심하게 우는 건 어떻게 없애죠?

야경증, 무엇을 확인해야 할까?

아이가 밤에 자다가 갑자기 일어나서 비명을 지르고 심하게 울며 겁에 질린 모습을 보여 부모를 놀라게 하는 경우가 있는데, 이는 야간 놀람, 야간공포라고도 불리는 '야경증'일 수 있습니다.

밤에 자다가 갑자기 일어나서 심하게 울거나 날카로운 비명과 함께 극도의 공포를 드러내고, 동공이 커지며 호흡이 거칠어지고 심장이 빠르게 뛰고 땀을 흘리며 과도하게 흥분합니다. 혼란스러워 하며 멍하게 쳐다보고 엄마 아빠를 알아보지 못하거나 같이 있는 것을 인식하지 못합니다. 비명을 지르며 몸부림치고 발을 차거나 노려보기도 하고 주변에서 붙잡으려고 하면 밀어냅니다. 심한 경우 침대 밖으로 뛰어나와 방이나 집 밖을 걸어 다닐 수도 있습니다. 흥분한 상태에서는 자신이나 다른 사람을 다치게 할 수도 있습니다.

보통 증상은 1~10분 정도 지속되나, 때때로 1시간까지도 지속될 수 있습니다. 그러다 갑자기 슬그머니 쓰러져 다시 잠이 들고 아침에 깨어나서는 아무것도 기억하지 못하고 멀쩡히 생활하는 것이 특징입니다. 드물게 발생하기도 하지만 매일 또는 하루에도 여러 차례 반복해서 나타날 수도 있습니다.

아이가 자다가 심하게 울며 겁에 질린 경우 야경증일 수 있다

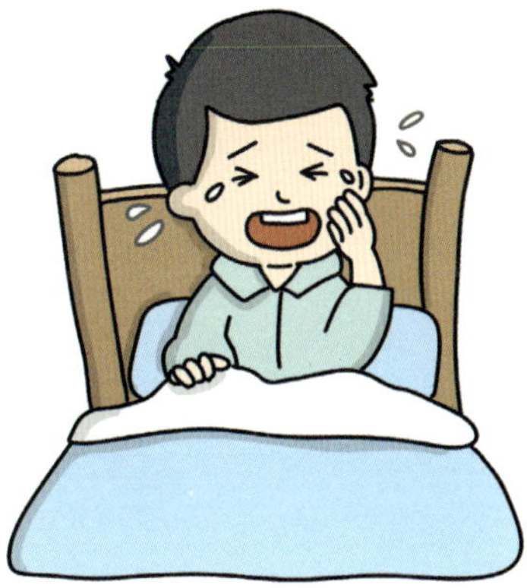

야경증은 비렘 관련 사건수면에 해당하며 혼돈각성, 몽유병과 함께 각성장애 중 하나입니다. 따라서 주로 밤에 잠든 후 초반 1/3, 즉 깊은 잠을 자는 도중에 발생합니다. 복잡한 행동을 할 정도로 깨어 있는 것처럼 보이지만 실제로는 아직 잠든 상태이기 때문에 주변을 알아보지 못하고 꿈과는 연관이 없으며 당시 사건을 기억하지 못하는 것이 특징입니다.

주로 4~12세 아이들에게서 처음 시작되지만 더 어린 아이들에게

도 생깁니다. 야경증은 뇌의 발달 과정에서 생기기 때문에 나이가 들면서 점차 호전되는 양상을 보입니다. 청소년기에도 호전되지 않으면 다른 신경과적 이상이 있는지 살펴보아야 합니다. 정확한 원인은 아직 밝혀져 있지 않으나, 유전적 요인의 영향을 강하게 받습니다. 또한 스트레스, 불안, 소음과 같은 환경적 요인, 불규칙한 수면, 수면 부족, 발열, 방광 팽창 등 여러 요인에 의해 촉진될 수 있습니다.

하지만 밤에 깨서 운다고 해서 다 야경증은 아닙니다. 아이들이 밤에 깨면 우리나라 부모들은 재우려고 바로 반응하는 경우가 많은데, 이는 오히려 아이들이 더 깨서 놀거나 먹으려고 떼를 쓰는 결과를 가져오기도 하여 구분이 필요합니다. 가장 큰 차이점은 야경증과는 달리 대화가 가능하고 나중에 기억을 한다는 점입니다. 물론 너무 심한 경우 구분이 어려울 수 있지만 부모가 어느 정도 그 이유를 알고 있는 경우가 많습니다. 이런 경우라면 부모는 아이가 우는 것을 겁내지 말고 밤에 반응하는 것을 최대한 줄여가는 것이 필요합니다.

악몽도 아이들에게 더 흔한데, 이는 렘 관련 사건수면으로 밤에 잠든 후 후반 1/3, 즉 새벽에 주로 발생하고 깨어나면 나쁜 꿈에 대한 내용을 기억해 설명할 수 있다는 것이 가장 큰 차이점입니다. 하지만 어린 아이들의 경우 이를 확인하기 어려워 혼돈각성이나 야경증과 구분하기 어려울 수 있습니다.

수면관련뇌전증 발작의 경우 일반적으로 항상 비슷한 행동이나 움직임을 반복하는 것이 특징이며, 주로 과격한 다리 운동을 보이는 경우가 많습니다. 심한 경우 밤 동안 수차례 반복될 수 있으며 낮에 깨어 있는 중에도 같은 증상이 발생할 수 있습니다. 무엇보다 발작이 의심되는 경우라면 뇌전증 전문의의 진료가 반드시 필요합니다.

야경증, 어떻게 대처해야 할까?

야경증은 정상 아동에게서 흔히 관찰할 수 있는 증상입니다. 병이라고 보기보다는 정상수면발달 과정에서 나타나는 것으로 나중에도 문제가 되지 않고 나이가 들면서 저절로 좋아지게 됩니다. 따라서 아이가 현재 정신적인 문제가 있는 것은 아니며, 향후 정신적인 문제를 일으키지 않습니다. 대부분의 경우 야경증이 심해도 성장에는 문제가 없습니다. 물론 잠을 아주 심하게 못 자는 경우라면 수면 부족이 조금 영향을 줄 수 있겠지만, 일반적으로 문제가 되지는 않습니다.

따라서 야경증은 대부분 특별한 치료를 하지 않아도 됩니다. 가장 중요한 것은 아이의 증상을 바라보는 부모의 마음과 태도입니다. 아이의 행동에 놀라지 말고 태연하게 반응하는 것이 좋습니다. 증상이 심할 때는 불을 켜고 차분한 말로 아이를 안정시키고 다치지 않도록 손을 잡아주거나 안아줄 수 있습니다. 억지로 깨우려고 소리를 지르거나 흔들면 도리어 증상을 더 악화시킬 수 있기 때문에 피해야 합니다. 특히 돌아다니는 행동이 있다면 사고의 위험성이 있으므로 아이를 잘 관찰하고 안전에 주의해야 합니다. 증상은 아이의 의지와 상관이 없으며 기억하지 못하므로 밤에 일어난 일을 말하며 야단치지 말아야 합니다. 부모 또한 죄책감을 느낄 필요도 없습니다.

야경증을 줄이려면 잠을 충분히 잘 자게 하고 몸과 마음의 스트레스를 줄이는 것이 좋습니다. 조용하고 편안한 수면 환경을 만들어주고 잠이 부족하지 않게 정해진 시간에 충분히 잘 수 있도록 합니다. 낮에 적절한 운동을 하고 활동하는 것은 수면에 도움이 되지만 너무 피곤한 것도 좋지 않습니다.

자는 도중 코골이나 수면무호흡이 있거나 야간에 다리 불편감을 느끼고 움직이는 하지불안증 등 수면장애가 있는 경우에도 야경증을 악화시킬 수 있으므로, 의심되는 경우라면 수면 전문의의 진료와 치료가 필요합니다. 만약 증상이 너무 심하여 가족들의 고통이 극심한 경우에는 자기 전 소량의 안정제를 복용해볼 수 있으며, 증상이 호전된다면 다시 악화되지 않도록 서서히 감량하는 것이 필요합니다.

환문명답

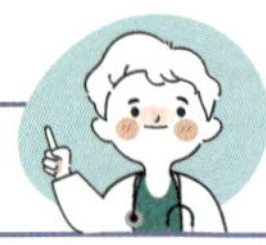

야경증은 정상 아동에게서 흔히 관찰할 수 있는 증상이며, 정상수면 발달 과정으로 나이가 들면서 저절로 좋아지고 나중에도 문제가 되지 않습니다. 무엇보다 부모가 놀라지 않고 안전에 유의하며 대처하는 것이 가장 중요합니다. 스트레스를 줄이고 적절한 수면 환경을 만들어 규칙적이고 충분한 수면을 할 수 있도록 하는 것이 필요합니다. 증상이 심하고 지속되거나 다른 원인이 의심된다면 전문의의 진료가 도움이 될 수 있습니다.

35

잠잘 때 이갈이가 심합니다. 병원에 가야 하나요?

이갈이, 어떤 질환일까?

잠잘 때 이갈이가 심해 걱정하는 사람들이 많습니다. 이갈이(bruxism)는 수면 중에 무의식적으로 윗니와 아랫니를 맞대고 치아끼리 갈아대거나 깨무는 무의식적인 행위를 말합니다. 잠을 자는 동안 발생하는 경우가 많지만, 어떤 경우는 낮에도 스트레스를 받거나 집중할 때 나타날 수 있습니다. 이갈이의 주요 증상으로는 수면 중 이를 갈거나 깨무는 소리, 아침에 깨어났을 때 턱이나 귀 주변의 통증, 두통, 안면 통증 등이 있는데, 심한 경우 치아 마모, 턱관절 장애도 유발할 수 있습니다. 즉, 이를 갈면서 치아 표면이 깨지거나 갈라질 수 있고, 턱관절 통증이나 입을 벌리기 어려운 증상이 나타날 수 있습니다.

이는 스트레스, 수면장애, 특정한 약물 사용 또는 구강 구조상의 문제와 같은 다양한 원인으로 발생할 수 있습니다.

이갈이는 일반적으로 환자의 병력 청취와 구강 검사를 통해 진단합니다. 또한 수면 평가나 수면다원검사를 통해 이갈이의 정도와 수면장애의 존재 유무를 파악할 수 있습니다. 수면다원검사를 할 때 저작근 주위의 근전도의 변화가 객관적인 정보를 제공해줄 수 있습니다.

이갈이와 치아 손상

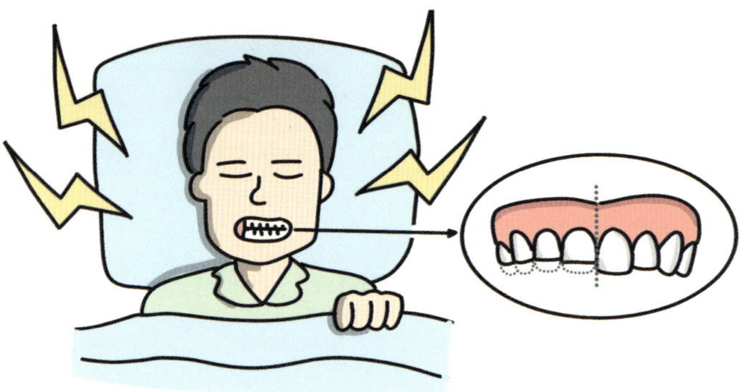

이갈이, 치료가 필요할까?

이갈이는 완치가 어려울 수 있지만, 적절한 치료를 통해 증상을 완화하고 합병증을 예방할 수 있습니다. 스트레스 관리, 이완 기법, 충분한 휴식, 규칙적인 운동, 이를 악물지 않도록 주의하기, 딱딱한 음식 섭취 줄이기 등의 노력이 도움이 된다고 알려져 있습니다.

만약 이갈이가 심하거나 지속적인 경우, 치아 손상, 턱관절 장애, 만성 통증으로 이어질 수 있으므로 치과 또는 수면 전문가의 진단과 치료를 받는 것이 중요합니다. 수면 중에 이를 갈지 않도록 하는 다양한 종류의 구강 장치를 사용하는 것도 권장할 수 있습니다. 이러한 구강 장치는 이갈이의 횟수를 줄이는 데 도움이 된다고 알려져 있습니다. 또한 턱관절과 치아의 손상을 방지하기 위해 치과에서 특정한 치료를 제공할 수 있습니다. 심한 경우에는 물리 치료, 스트레스 관리 상담, 심지어 약물 치료가 병행하여 필요할 수도 있습니다. 하지만 전반적으로 이러한 치료 방법들의 효과가 절대적으로 검증되어 모든 환자들에게 권장하기에는 아직 과학적 근거가 충분하지는 않습니다. 따라서 개개인의 증상과 심한 정도, 원인에 따른 맞춤형 치료가 필요합니다.

이갈이는 수면의 질을 저하시키고, 장기적으로 구강 건강에 영향을 미칠 수 있기 때문에 증상이 지속되거나 걱정이 된다면 전문가와 상담하여 증상의 원인을 파악하고, 개인에 맞는 적절한 치료 계획을 세우는 것이 좋습니다.

환문명답

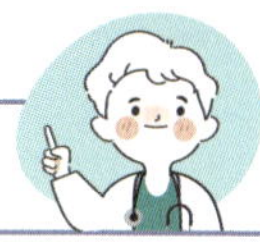

수면 중 이갈이는 다양한 원인에 의해 나타날 수 있습니다. 수면의 질 및 구강 건강과 밀접한 관련이 있어 잘 살펴볼 필요가 있습니다. 스트레스 관리 및 충분한 휴식을 취하고, 증상이 지속된다면 치과 또는 수면 클리닉을 방문하여 전문적인 맞춤형 상담과 치료를 받기를 권합니다.

4장

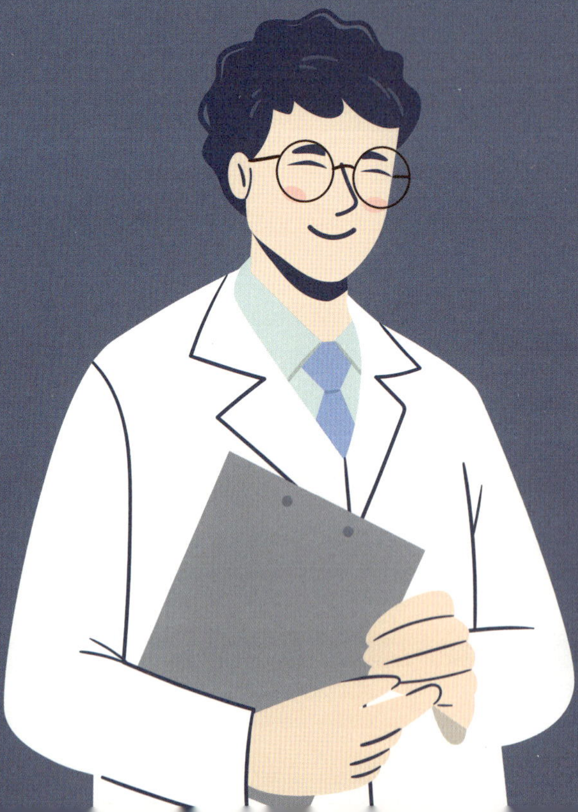

수면장애의 이해
: 수면무호흡

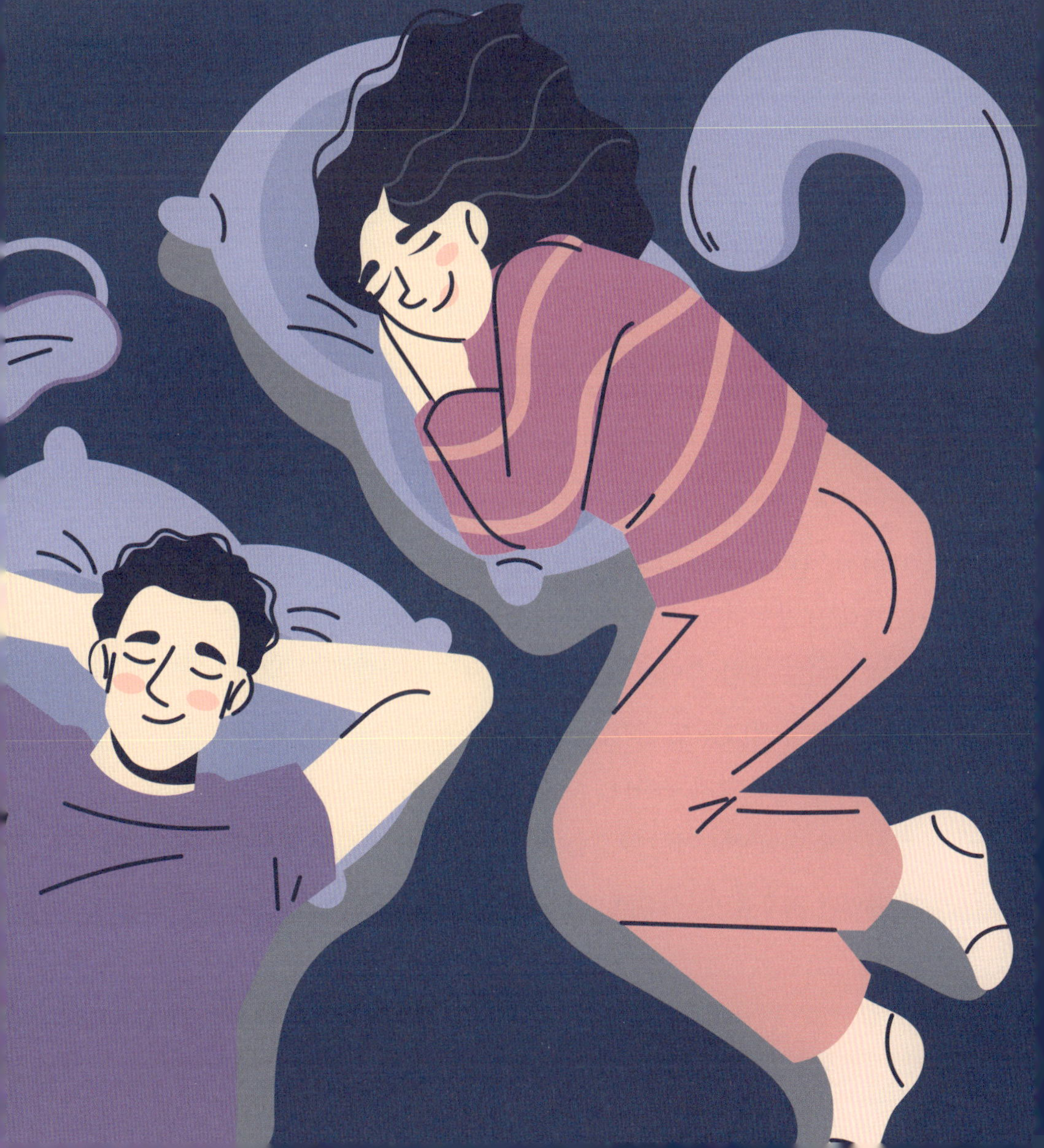

36

수면무호흡은 왜 생기나요?

수면무호흡이란?

수면무호흡이라 하면 보통 폐쇄수면무호흡증을 말하는데, 잠을 잘 때 기도가 완전하게 또는 불완전하게 막혀 발생합니다. 기도가 완전히 막히면 '무호흡'이 발생하여 숨을 쉬려 해도 숨을 쉴 수 없는데, 보통 목뒤 쪽의 근육이 과도하게 이완되거나 혀와 같은 연조직이 기도를 막아 발생합니다. 기도가 불완전하게 막히면 '저호흡'이 발생하여 숨을 쉬어도 공기 유입이 줄어들어서 체내 산소농도가 낮아지거나, 숨을 충분히 쉬기 위해 뇌가 깨는 각성이 발생합니다. 보통 각성은 매우 짧아 환자가 알지 못하나, 각성이 자주 발생하면 수면의 질을 떨어뜨리고 수면의 연속적인 구조를 분절시킵니다. 우리가 잠을 잘 때 무호흡이나 저호흡이 1시간에 최소 5번 이상 발생하면 수면무호흡이라

진단합니다.

기도가 막히면서 수면무호흡이 생긴다

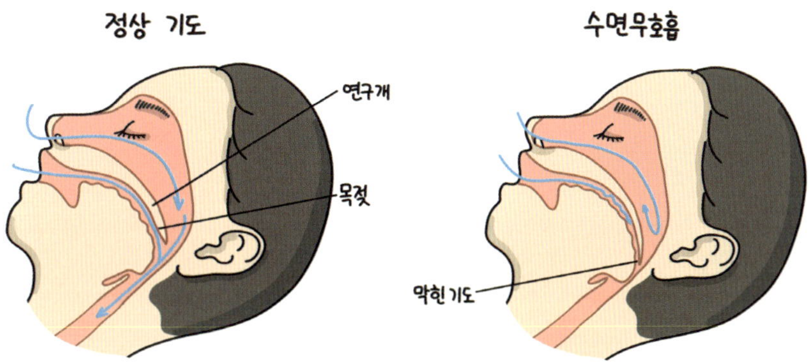

수면무호흡은 왜 생길까?

수면무호흡은 여러 원인에 의해 발생합니다.

첫째로, 비만이 가장 주요한 원인입니다. 살이 찔수록 목 주변에 지방이 과도하게 축적되어 상기도에 압력을 가하고, 기도를 열어두는 근육의 힘을 떨어뜨려 무호흡 발생 가능성을 높입니다. 하지만 정상 체중인 사람들도 수면무호흡이 생길 수 있으며, 노화, 성별, 가족력과 특정 질병과 같은 위험 요인의 영향을 받습니다.

둘째로, 나이가 들수록 수면무호흡이 더 흔합니다. 나이가 들면 목과 기도 근육이 자연스럽게 감소하고 목 주위의 지방도 늘어납니다. 깊은 잠이 줄어들고, 각성이 느는 등 수면 양상의 변화도 상기도 제어와 안정성에 나쁜 영향을 줍니다. 게다가 고혈압, 당뇨병과 같은 만성 질환이 자주 생기며, 폐기능이 감소하여 수면무호흡 발생을 촉진합니다.

셋째로, 유전적 요인도 중요합니다. 가까운 가족 중 수면무호흡증이 있는 경우 수면무호흡의 위험이 증가합니다.

넷째로, 상기도의 구조 문제입니다. 작은 턱, 큰 혀, 큰 편도를 갖는 경우 수면 중 기도 공간이 좁아지고 막힐 가능성이 높아집니다. 커다란 편도와 아데노이드는 특히나 소아 수면무호흡의 흔한 원인입니다.

다섯째로, 호르몬 변화를 들 수 있는데, 여성의 경우 폐경 전에 비해서 폐경 후 수면무호흡의 발생률이 3배 정도 증가합니다.

마지막으로, 수면 전 음주와 흡연은 수면무호흡을 유발하거나 악화시킵니다. 음주는 목 근육의 힘을 떨어뜨리고, 흡연은 기도를 자극하여 염증을 발생시켜 무호흡을 악화시킬 수 있습니다. 따라서 음주, 흡연을 장기간 지속하면 수면무호흡의 위험이 증가합니다. 일부 약물도 수면무호흡을 악화시킬 수 있습니다.

정리하면, 수면무호흡은 다양한 원인 간 복잡한 작용을 통해 발생하고, 개인마다 발생 원인이 다를 수 있습니다.

수면무호흡은 예방할 수 있을까?

예방은 수면무호흡의 다양한 발생원인 중 제어할 수 있는 위험을 조절하는 것이 중요합니다. 그중 체중 감량이 핵심입니다. 건강한 식

습관과 꾸준한 운동은 과체중을 줄이며, 근육을 강화하고 목 주위 지방을 감소시킵니다. 음주와 흡연은 수면 전에는 하지 않으며, 되도록 금주와 금연을 합니다. 규칙적인 수면 일정을 유지하고, 좋은 수면 환경을 유지하는 것도 도움이 됩니다. 비중격만곡이나 심한 비염 등은 적극적인 치료가 필요하며, 당뇨병이나 고혈압, 갑상샘저하증과 같은 만성 질환도 잘 관리해야 합니다.

이러한 방법이 수면무호흡을 완전히 예방할 수는 없지만, 유전적 또는 해부학적 위험 요인이 있는 사람이라면 특히 더 수면무호흡을 예방하기 위한 건강관리가 필요합니다.

수면무호흡은 왜, 그리고 어떻게 치료해야 할까?

수면무호흡을 치료하지 않으면 고혈압, 심혈관 질환, 당뇨병의 위험 증가, 사고로 이어질 수 있는 주간 피로 등 건강에 심각한 결과를 초래할 수 있습니다. 코골이, 주간 졸림증, 잦은 각성과 같은 증상이 있거나 수면무호흡의 위험 요인이 있는 경우 의료 전문가와 상담하여 정확한 평가와 진단을 내릴 필요가 있습니다.

수면무호흡은 수면다원검사를 통해 진단하며, 가장 대표적인 치료법은 양압기 치료입니다. 양압기로 공기를 정화해 튜브를 통해 얼굴에 착용한 마스크로 기도에 일정한 압력을 공급하여, 수면 중 상기도의 폐쇄를 막는 방법입니다.

그 밖에도 수면 전 구강에 착용하여 아래턱을 앞으로 이동시키는 교정기 치료나 구강 내 또는 턱관절 수술을 통해 치료하기도 합니다.

바로 누운 자세에서 무호흡이 특히 심하고, 옆으로 누울 때는 무호흡이 호전되는 것이 검사를 통해 확인되고, 양압기 등의 치료가 수월치 않은 일부 환자에게는 옆으로 누워 자는 것도 도움이 될 수 있습니다. 당연히 치료와 함께 앞서 설명한 조절 가능한 수면무호흡의 위험요인을 잘 관리해야 합니다.

환문명답

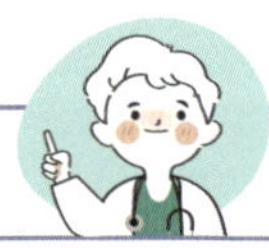

수면무호흡의 원인은 다양해서 비만, 노화, 유전, 해부학적 구조, 호르몬 변화, 음주, 흡연 등 생활 습관과 수면 자세 등이 영향을 미치며, 개인마다 다양한 원인들이 복합적으로 수면무호흡 발생에 영향을 미칩니다. 따라서 위험인자가 있거나, 코골이, 무호흡, 잦은 각성, 주간졸림증 등 수면무호흡을 의심할 만한 증상이 있는 경우, 빨리 수면 전문가를 찾아 진단을 받고 치료해야 합니다. 체중 조절, 금주, 운동 등의 조절 가능한 위험 요소를 관리하고 양압기 치료, 교정 치료나 수술을 통해 수면무호흡은 효과적으로 치료할 수 있습니다.

37

코골이는 왜 생기나요?

코골이(snoring)는 상기도의 좁아진 부위를 통과하면서 생긴 기압차 때문에 늘어진 연구개와 구개수 등 목구멍 구조물들이 진동하여 생기는 호흡 잡음입니다.

이것을 이해하려면 우선 우리가 어떻게 숨을 쉬는지 알아야 하는데, 코에서부터 목구멍 그리고 폐로 연결되는 상기도의 구조와 기능을 이해해야 합니다.

우리가 숨을 쉬는 것은 대뇌피질-고위뇌중추에 의한 것으로, 임의대로 호흡을 조절할 수 있습니다. 각자 임의대로 숨을 빨리 쉴 수도 있고 멈출 수도 있는 것입니다. 그 외 감정, 통증 등을 포함한 다양한 외부 자극, 동맥혈 산소 분압, 이산화탄소 분압 및 혈중 산성도, 뇌척수액 내 이산화탄소 분압 및 산성도가 대동맥궁에 위치한 말초화학감수체 및 호흡을 담당하고 있는 뇌(연수와 뇌교)에 위치한 중추화학감수체에 전달되고, 이것이 호흡 관련 근육에 작용하여 폐에서 적절하게 날숨과 들숨(환기)이 이루어집니다. 이러한 기전은 우리가 임의대로 수행할 수 없는 불수의적으로 이루어집니다. 깨어 있을 때는 이런 다양한 자극이 호흡조절기전을 자극하여 호흡이 일어나지만, 잠이 들면 오로지 화학조절기전에 의해서만 호흡이 이루어집니다. 또한 수면 중에는 상기도 내 저항이 증가하고, 폐부피와 폐흉곽의 순응도가 감소하기 때문에 수면 중에는 호흡 조절이 취약해집니다.

상기도는 두경부의 골격구조 안에서 코부터 목구멍-성대까지 이어지는 공기 통로로서, 코의 연골을 제외하고는 그 이하 부위는 연구개, 목젖, 목구멍기둥, 혀-인두벽 등 좁아지기 쉬운 부드러운 근육 및 연조직으로 구성되어 있습니다. 깨어 있을 때는 모든 골격근이 긴장되어 있듯이 상기도를 이루고 있는 근육들이 정상적으로 긴장되어 상기도를 유지하지만, 잠이 들면 위에서 설명한 기전들이 제대로 작동하지 않는 경우 상기도 내 근육들이 늘어짐으로써 좁아지고 상기도 내 저항이 증가하게 됩니다.

코골이는 잠자는 동안 목구멍에서 성대까지 이루어져 있는 상기도 근육 및 연조직, 즉 연구개, 목젖, 목구멍기둥, 혀-인두벽 등에 저항이 증가하여 소용돌이가 일어나고 이로 인한 진동에 의해 발생하는 현상입니다. 즉, 코 안의 공간(비강)에서 떨림이나 울림만으로 소리가 발생하는 것이 아닙니다. 안정적인 상기도 개방은 머리-얼굴 구조, 상기도 주변 조직, 상기도 자체 특성 및 상기도 근육을 지배하는 신경-근조절에 의해 유지됩니다. 수면 중 적절한 호흡을 유지하려면 상기도를 이루는 해부학적 요소 외에 뇌-신경-상기도 근육 간 적절한 상호작용이 이루어져야 하는데, 그렇지 못한 경우 상기도 개방이 유지되지 못하고 좁아져 코골이가 발생합니다. 이러한 기능이 심해지면서 폐쇄무호흡이 발생합니다. 그렇기 때문에 코골이가 있는 경우는 폐쇄무호흡이 동반될 가능성이 높습니다.

기도의 해부학적 구조

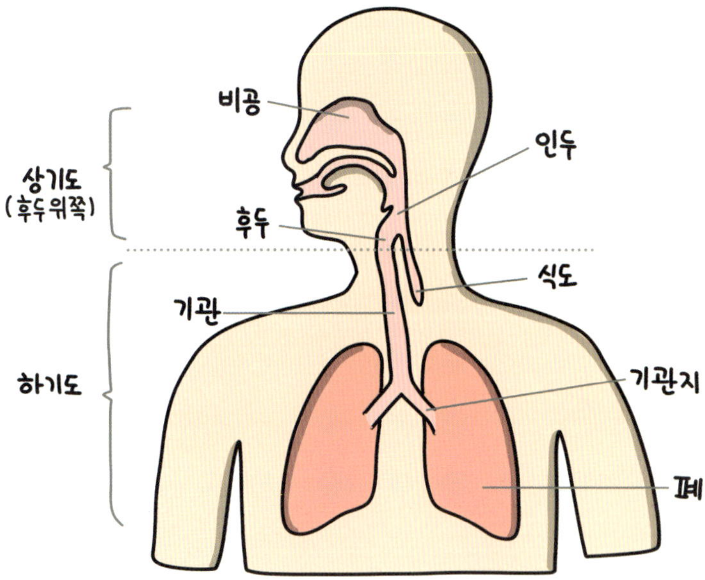

환문명답

코골이는 코에서만 나는 소리가 아니라 상기도 전반에 걸쳐서 발생하는 소리입니다. 상기도는 수면 중 공기의 흐름을 유지하는데, 상기도를 이루는 근육의 긴장을 조절하는 뇌-신경-근 기능이 저하되어 이러한 근육들의 긴장도 감소합니다. 그로 인해 상기도가 좁아져 숨을 쉴 때 상기도 내 공기 흐름의 저항이 증가함으로써 구조물들이 진동하여 소리가 나게 됩니다. '(수면)숨골이'라는 용어가 발생기전을 정확히 반영하는 과학적 용어라 할 수 있습니다.

38

남편이 코골이가 너무 심한데 병원에 안 가려고 해요. 병원에 가도록 설득해야 하나요?

코골이와 폐쇄수면무호흡증

수면 중에는 근육이 이완되어 기도가 좁아집니다. 사람이 숨을 들이쉬고 내쉴 때 움직이는 공기로 인해 이완된 상기도 연부 조직의 진동이 생겨 코골이가 발생합니다. 피곤하거나 감기에 걸리면 누구나 코를 곱니다. 가끔씩 코를 골거나 소리가 크지 않다면 문제가 되지 않을 가능성이 높습니다.

반면 수면 중 반복적으로 상기도가 완전히 또는 부분적으로 막히게 되면 폐쇄수면무호흡이 발생하게 되는데 이러한 수면무호흡이 발생하면 수면 중 다시 호흡을 회복하기 위해 자다가 깨게 됩니다. 1시간당 최대 5회까지는 누구나 이러한 무호흡 상태가 올 수 있지만 그 이상 발생하면 수면 중 자주 깨게 되어 숙면을 취하지 못하고 수면의 질이 떨어져 낮 동안에 피곤과 졸음을 느끼게 됩니다. 이를 폐쇄수면무호흡장애라 하고, 코골이는 폐쇄수면무호흡장애의 가장 흔한 증상 중 하나입니다.

폐쇄수면무호흡장애는 주간 졸림증뿐 아니라 심혈관 문제, 고혈압, 당뇨병, 뇌졸중 및 우울증을 포함한 심각한 건강 상태와 관련이 있습니다. 고혈압의 독립된 위험인자이며 중등도 이상의 수면무호흡증 환자에게서 고혈압이 발생할 위험이 정상인에 비해 약 3배 높고, 부정맥도 정상인에 비해 약 2~4배, 뇌혈관 질환도 4배 정도 높게 나타난다는 보고가 있습니다. 동맥경화, 허혈성 심질환, 심부전, 심장정지에 의한 급사 등이 발생할 수 있습니다. 또한 고혈압, 고지혈증, 당뇨병, 내당능 장애, 비만 등으로 구성된 대사증후군의 발생과 밀접한 관련이 있고 위식도역류장애, 성기능장애 특히 발기부전에 영향을 미치는 것으로 알려져 있습니다.

건강에 악영향을 미치는 수면무호흡

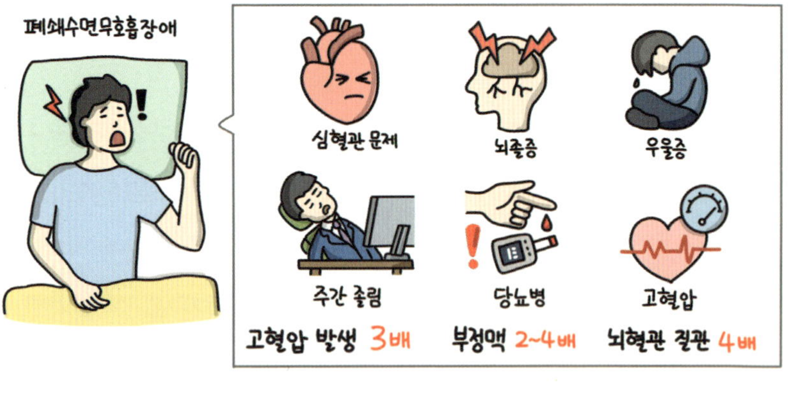

이처럼 코골이가 심한 경우 심각한 징후일 수 있으므로 병원에 가도록 설득하는 것이 중요합니다.

폐쇄수면무호흡장애를 시사하는 증상

특이 아래의 증상이 동반되는 경우 단순한 코골이가 아닌 폐쇄수면무호흡장애를 시사하므로 수면 전문의와 반드시 상담해야 합니다.

▶ 평상시 낮에 자주 졸거나 쉽게 잠이 든다(운전 중, 회의 중, TV 시청 중).

▶ 기억력 저하, 집중력 저하

▶ 배우자에 의해 수면 중 호흡을 멈추는 무호흡이 관찰되는 경우

▶ 기상 시 두통, 입마름이 있는 경우

▶ 갑자기 숨이 막히는 느낌이 들어 화들짝 깰 때가 있다.

▶ 자다가 소변이 마려워 자주 깬다.

▶ 성욕장애, 발기부전

▶ 고혈압, 심장 질환

환문명답

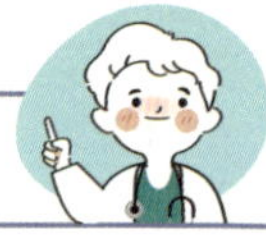

코골이는 폐쇄수면무호흡장애의 대표적 증상입니다. 폐쇄수면무호흡장애는 수면 중에 기도가 막혀 호흡곤란이 반복적으로 발생하는 호흡 장애입니다. 수면무호흡으로 인해 수면 중 잦은 각성이 발생하면 만성 수면 부족을 겪게 되고, 그 결과 낮에 잠이 쏟아지거나 판단력과 집중력이 떨어지게 됩니다. 이를 치료하지 않으면 장기적으로는 심혈관 문제, 고혈압, 당뇨병, 뇌졸중 및 우울증을 포함한 건강 문제를 일으킬 수 있습니다. 따라서 의심되는 경우 수면 전문의와 상담하여 정확한 진단과 치료를 받아야 합니다.

39

양압기는 꼭 해야 하나요? 너무 불편한데 다른 방법은 없나요?

양압기의 치료 실패율은?

양압기는 폐쇄수면무호흡증 환자에게 널리 이용되고 가장 효과가 있는 치료법이지만, 양압기 사용의 불편함과 적응의 어려움, 다양한 문제점으로 인하여 치료를 중단하는 경우가 많습니다. 양압기 치료의 실패율은 25~50%로 비교적 높은 편으로, 특히 치료 시작 2~4주 사이에 중단하는 환자들이 많습니다. 양압기 적응에 실패한 경우 병원 방문을 중단하는 경우가 종종 있는데, 이는 폐쇄수면무호흡증을 방치하게 되어 고혈압, 당뇨, 심뇌혈관 질환의 위험도를 높이기 때문에 이후 다양한 치료에 대해서 담당 주치의와 상의하는 것이 중요합니다.

폐쇄수면무호흡증의 다양한 치료 방법은?

폐쇄수면무호흡증 치료에는 양압기 이외에도 행동 조절 요법(체중 조절, 금주, 금연, 자세 치료, 약제의 조절 등), 수술적 치료와 구강 내 장치 등이 있습니다.

비만은 폐쇄수면무호흡증의 중요한 위험 요소입니다. 비만인 경우 목구멍과 입천장 주변에 지방의 양이 늘어나 기도가 좁아져서 폐쇄수면무호흡증을 유발하거나 악화시킬 수 있기 때문입니다. 비만 환자는 체중을 줄이면 수면 중 호흡이 좋아지는데, 자기 체중의 약 10%를 줄이면 수면 중 숨을 안 쉬는 횟수가 절반으로 줄어든다는 보고도 있습니다. 비만한 폐쇄수면무호흡증 환자에게 체중 조절은 매우 중요한 치료 방법 중 하나이므로 체중을 줄이고, 정상 체중을 유지하도록 꾸준히 노력해야 합니다.

특정 약제들도 수면호흡장애를 악화시킬 수 있기 때문에 유의해야 합니다. 일부 수면제는 호흡 중추를 억제하고 근육을 이완시켜 수면무호흡을 더 심하게 합니다. 두통, 불안, 기타 신체 증상을 조절하기 위하여 처방되는 진정제나 근이완제 등도 인두근의 긴장을 없애 호흡에 영향을 주기 때문에 주의해야 합니다. 이러한 약제들은 가급적 피하는 것이 좋으며 만약 사용할 경우에는 수면 전문의와 상의해야 합니다.

술은 상기도의 근육 긴장도를 감소시키고 상기도 협착에 대한 뇌의 각성 반응을 저하시켜 수면무호흡증을 악화시킵니다. 폐쇄수면무호흡증 환자는 금주하는 것이 중요하며, 불가피한 경우에는 적어도 수면 4시간 전부터 음주를 삼가해야 합니다. 흡연은 국소적으로 점막의 부종과 높은 상기도의 저항을 유도함으로써 상기도의 기능장애를 일으킬 뿐만 아니라 전신적으로도 해로운 역할을 하므로 반드시 담배를 끊어야 합니다.

폐쇄수면무호흡증은 옆으로 누울 때보다 똑바로 누워서 잘 때 심해지기 때문에 옆으로 누워 자는 것은 폐쇄수면무호흡증 완화에 도움이 될 수 있습니다. 똑바로 눕게 되면 목젖이 중력에 의해서 목의 뒷벽과 맞닿게 되어 상기도의 협착을 더 잘 유발하게 되어 수면무호흡이 심해지므로 가능한 한 옆으로 자거나 엎드려 자는 자세를 유지하는 것이 좋습니다. 대표적인 자세 치료 방법으로는 상체를 조금 높이거나 옆으로 누워 자도록 특별하게 제작된 베개를 이용하는 방법, 테니스공 같은 둥근 물체를 등 뒤에 넣어 바로 누웠을 때 등이 자극을 받아 자연스럽게 옆으로 눕게 되는 효과를 유도하는 방법 등이 있습니다. 최근에는 수면 자세를 자동으로 바꿔줄 수 있도록 설계된 다양한 제품들이 꾸준히 개발되고 있습니다.

폐쇄수면무호흡에 도움이 되는 자세

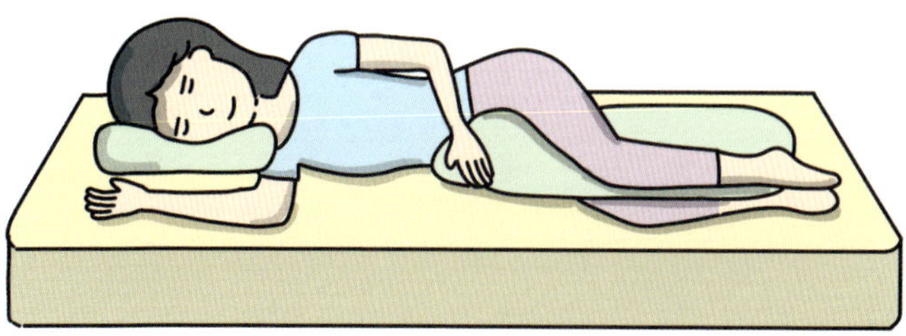

폐쇄수면무호흡은 유발하는 원인 부위에 따라서 다양한 수술방법이 시도됩니다. 소아의 경우 편도와 인두편도를 제거하는 수술이 가장 일반적인 치료입니다. 늘어나거나 커진 연구개, 목젖, 편도 등을 수술하여 기도를 넓게 해주는 방법으로 구개수구개인두 성형술, 이설근 전방 전위술, 상하악 전방 이동술 등의 전신 마취를 통한 수술이 있습니다. 수술의 성공률은 약 50% 정도이며, 환자의 구강 구조와 수면무호흡의 정도에 따라 달라질 수 있습니다. 부작용으로 콧소리, 물을 삼킬 때 코로 역류하는 것, 인후 통증 등이 생길 수 있습니다. 수면무호흡증의 중등도에 따라 수면무호흡이 재발하는 경우도 많기 때문에 정확한 검사를 통하여 수술의 성공 가능성을 잘 알아본 후에 받는 것이 좋습니다.

구강 내 장치는 아래턱을 앞으로 당김으로써 혀가 뒤로 움직여 인후를 막는 것을 방지해 기도를 열린 상태로 유지할 수 있게 해주는 장치입니다. 수면 중에만 착용하며, 대부분의 기기는 윗니와 아랫니 모양에 맞게 성형된 두 개의 플라스틱 조각으로 구성되어 있습니다. 경증 또는 중증 정도의 수면무호흡이 있는 사람의 폐쇄수면무호흡을 완화시키는 데 도움이 될 수 있습니다.

환문명답

양압기 치료의 실패율은 25~50%로 비교적 높은 편으로, 양압기 적응에 실패한 경우에도 폐쇄수면무호흡의 치료에 대해서 담당 의사와 상의하는 것이 중요합니다. 대표적으로 체중 감량, 금주, 금연, 자세 치료, 약제의 조절 등의 행동 조절 요법이 있으며, 환자에 따라서 수술적 치료와 구강 내 장치 등을 고려해 볼 수 있습니다.

40

양압기 사용하다 숨이 막혀 질식하는 게 아닌지 걱정됩니다. 그럴 수 있나요?

양압기는 수면무호흡을 진단받은 환자에게 숨을 쉴 수 있도록 도움을 주는 치료 목적의 의료 기기입니다. 하지만 생소한 마스크와 호스가 달린 기계장비가 낯설기 때문에 환자에 따라서 양압기 사용에 대하여 불안이나 걱정이 생길 수 있습니다.

수면무호흡증 환자들은 자신이 수면 중에 숨을 쉬지 않는다는 것을 자각하지 못하는 경우가 많습니다. 오히려 환자의 가족들에 의해서 환자의 수면무호흡이 목격되어 병원을 찾게 되는 경우가 잦습니다. 양압기 치료는 일단 수면무호흡이나 수면 중 질식하는 현상이 뚜렷하게 확인된 환자들만을 대상으로, 숨 막힘 현상을 개선하기 위하여 의사의 처방에 따라 시행되는 치료법입니다.

대다수의 수면무호흡증 환자들이 양압기를 처음 사용할 때 숨 막혀 질식할 것 같은 걱정을 많이 하게 됩니다. 이러한 걱정을 최소화하면서 안전하게 양압기 사용을 하기 위한 가장 좋은 방법은 수면 검사실에서 양압기 치료 압력 적정 평가를 위한 수면다원검사를 시행하는 것입니다. 양압 평가를 위한 수면다원검사를 시행하기 전에 양압기 장비와 마스크를 미리 보고 만져보면서 친해지는 것도 일차적으로 양압기 사용에 대한 불안감과 걱정을 줄일 수 있는 좋은 방법입니다. 최근에는 마스크와 양압기 장비에 대한 설명 동영상 등을 활용하여 환자들이 양압기 사용에 대하여 느낄 수 있는 거부감 등 부정적 인식을 최소화하고 있습니다.

최적의 압력 평가를 위해 수면다원검사실에서 환자가 잠이 들면 양압기의 낮은 압력에서부터 치료를 시작하고 압력을 점차적으로 올리면서 수면무호흡이 모두 소실되고 정상적인 수면이 유지되는 최적의 압력을 찾게 됩니다. 이렇게 산출된 최적의 압력으로 양압 치료를 시행하는 경우에는 일반적으로 양압기로 인한 질식할 것 같은 느낌 등의 부작용을 최소화할 수 있습니다. 그럼에도 불구하고 양압기를 처음 사용하는 경우, 드물지만 숨 막힘이나 질식할 것 같은 불편감이 발생할 수 있고, 이러한 경우 다른 원인들에 의한 가능성이 있으므로 즉시 담당 수면 전문가와 상담하여 원인을 찾아 해결하는 것이 필요합니다.

이상에서 살펴본 것처럼, 수면다원검사실에서 양압기 압력 평가를 시행하면 숨 막힘 증상의 확인뿐만 아니라 원인 평가와 교정이 가능하므로, 숨 막혀 질식할 위험을 최대한 낮출 수 있습니다. 하지만 수면다원검사실에서 양압기 압력 평가 과정을 거치지 않고 최적 압력 평가가 이루어지지 않은 채로 임의로 치료 압력을 결정하여 사용하는 경우에는 지나치게 높거나 낮은 압력으로 양압기를 사용함으로써 오히려 수면무호흡이 악화될 수 있고 숨 막힘, 질식할 것 같은 증상도 심해질 수 있습니다. 이러한 경우에는 즉시 의료진과 상의하여 양압기 압력 평가를 위한 수면다원검사를 시행하여 최적 압력을 찾아서 적절한 양압기 처방을 받아야 합니다.

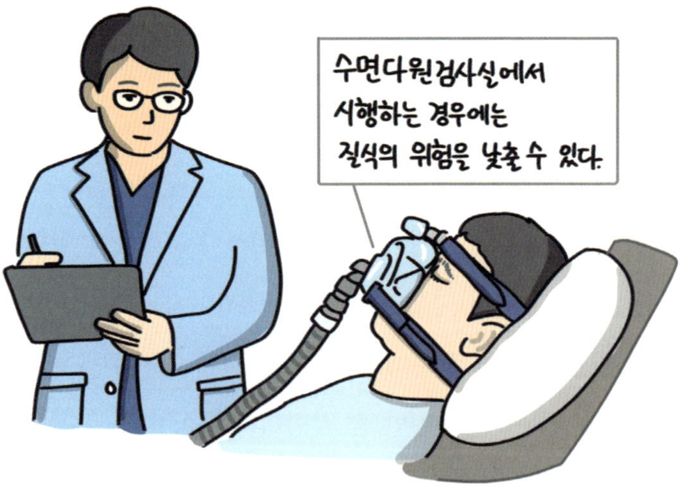

환문명답

수면 검사실에서 양압기 압력 평가를 시행하여 최적 압력으로 치료하는 경우에 숨이 막혀 질식할 위험이 가장 적습니다. 하지만 임의로 치료 압력을 결정하는 경우에는 지나치게 높거나 낮은 압력으로 잘못 치료되어 오히려 수면무호흡, 숨 막힘, 질식 등 증상을 악화시킬 수 있습니다.

41

양압기를 쓰면 코골이가 좋아지나요?

코골이와 폐쇄수면무호흡증

함께 잠을 자는 사람이 밤새 큰 소리로 코를 골면 수면파트너는 시끄러워 잠을 자기 어렵습니다. 코골이는 잠자는 동안 호흡 시 공기의 흐름이 좁아진 상기도를 지나면서 발생하는 소음입니다. 매우 흔하며, 많게는 남성의 57%, 여성의 40%에서 발생하는 것으로 알려져 있습니다. 코골이는 타인의 숙면을 방해할 뿐 아니라, 코를 고는 당사자의 건강에 심각한 문제를 유발할 수 있습니다. 코골이가 심해지면 폐쇄수면무호흡증으로 이어질 수 있기 때문에 코골이를 단순히 소음으로 생각하고 방치하면 안 됩니다.

코를 자주 고는 사람 중에서 잠을 충분히 잤는데도 원인을 알 수 없는 만성피로 증상이 동반되거나, 고혈압이 잘 조절되지 않거나, 당뇨병이 제대로 치료되지 않는 경우는 폐쇄수면무호흡증이 동반되었는지 확인하는 것이 필요합니다. 또한 심각한 오전 두통, 이유 없는 어지럼증, 성욕 감퇴, 발기부전 등의 증상이 생기기도 합니다. 코골이를 대수롭지 않게 여기는 경우 수면무호흡증이나 주간 졸림증의 동반을 간과하게 되므로 먼저 의심하고, 수면 파트너를 통해 증상을 확인한 후 적절한 진단을 받아야 합니다.

코골이를 일으키는 상기도의 공간이 점점 좁아져 막히게 되면 무호흡이 동반됩니다. 코골이 환자의 80%에서 폐쇄수면무호흡증이 진단되는 것으로 알려져 있습니다. 코골이와 폐쇄수면무호흡이 발생하는 이유는 호흡을 담당하는 인체 구조의 요인이 가장 큽니다. 턱이 작고 혀가 크거나, 목이 짧고 두껍거나, 비만해서 상기도를 둘러싼 연조직에 지방이 축적되어 있는 경우 등 다양한 구조적 요인으로 인해 상기도가 좁아질 때 폐쇄수면무호흡 위험이 증가됩니다. 고령자와 남자에게서 더 흔한 것으로 알려져 있습니다.

잠이 들면 정상적으로 부교감신경 활성이 증가하고 교감신경 활성은 감소합니다. 하지만 코골이와 폐쇄수면무호흡이 반복되는 상황에서는 교감신경의 활성이 줄어들지 않고 증가된 상태가 지속됩니다. 교감신경 활성의 증가는 혈압 상승과 빈맥으로 이어지고, 체내 염증 증가와 산화스트레스 증가, 대사 이상 등을 유발합니다. 여러 연구를 통해 폐쇄수면무호흡증은 고혈압, 심부전, 부정맥, 뇌졸중, 대사증후군과 같은 심혈관계 질환 및 대사 질환을 일으키고, 신경퇴행 질환, 신경근육 질환, 신경계 자가면역 질환 같은 다양한 신경계 질환과의 연관성도 밝혀져 있습니다.

양압기 치료

코골이나 폐쇄수면무호흡증 환자의 일차 치료는 양압기 적용입니다. 양압을 발생시키는 기계로부터 공기의 압력이 튜브 및 마스크를 통해 상기도로 전달됨으로써 상기도가 막히는 것을 방지하는 원리입니다. 크게 두 가지 방법이 있습니다.

먼저, 지속적으로 한 가지 고정된 양압을 전달하는 지속기도양압기(CPAP, continuous positive airway pressure)가 있습니다. 이 양압기는 환자가 양압기를 착용하고 수면다원검사를 시행하면서 수면 중 호흡 사건과 코골이를 없애고, 각성을 줄이는 치료 압력을 찾는 양압적정(positive airway pressure titration) 과정이 선행되어야 합니다. 이 과정을 통해 현재 자신에게 맞는 압력의 크기가 결정되고 치료에 적용됩니다.

두 번째는 치료 압력 범위를 예상하여 설정하고, 설정 범위 내에서 자동으로 치료압을 결정하는 자동양압기(APAP, automatic PAP)입니다. 양압적정 과정 없이 자동양압기에 설치된 센서를 통해 되먹임 과정을 거쳐 치료 압력을 결정하는 원리입니다. 양압기의 치료 방법이 결정된 후에는 매일 수면 시 양압기를 착용해야 하고, 착용 시간이 길면 길수록 호흡 정상화와 수면의 질 향상을 꾀할 수 있습니다.

코골이의 경우 임상적인 의미는 수면다원검사를 통해 폐쇄수면무

코골이의 일차 치료인 양압기 치료

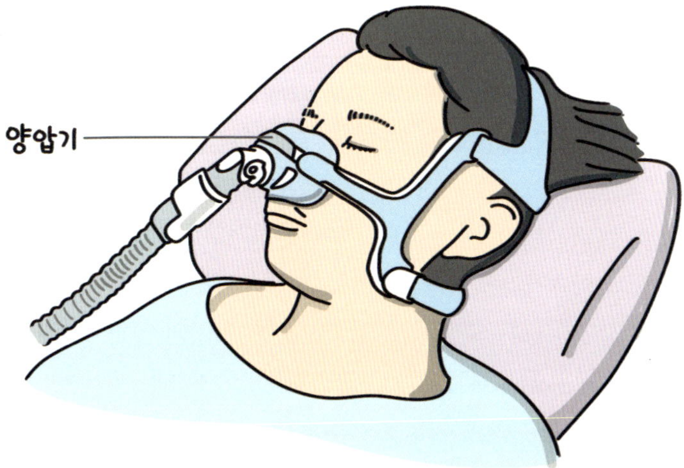

호흡과 연관이 있는지, 있다면 어느 정도 수준인지를 확인해야 알 수 있습니다. 코골이와 함께 무호흡이 동반되고, 폐쇄수면무호흡증 진단에 합당하다면 앞서 기술한 두 가지 양압기를 선택해서 적용하게 됩니다. 치료에서 가장 중요한 지점은 환자가 양압기에 얼마나 잘 적응하느냐 하는 것입니다. 순응 성공 기준은 처방일 동안 70% 이상 착용과 일 평균 4시간 이상 사용으로 결정합니다. 양압적정 과정을 통해 치료압이 결정된 지속기도양압기나 자동양압기를 순응 성공 기준에 합당하게 사용했다면 코골이나 폐쇄수면무호흡은 줄어들 것입니다. 양압기의 사용 목적은 폐쇄수면무호흡을 줄이는 것이지만 이 과정을 통해 코골이 또한 좋아진다고 보는 것이 적절합니다.

환문명답

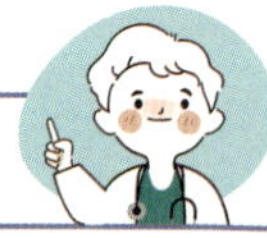

평소 코골이가 있다면 수면 파트너를 통해 무호흡 동반 여부를 확인하고, 수면다원검사를 통해 폐쇄수면무호흡증 진단과 중증도를 파악하는 것이 선행되어야 합니다. 코골이의 경우 80%에서 폐쇄수면무호흡증이 진단되는 것으로 알려져 있습니다. 수면다원검사를 통해 치료가 필요한 폐쇄수면무호흡이 확인된 코골이의 일차 치료는 양압기 치료이고, 자신에게 맞는 양압기 종류를 선택해서 잘 순응하도록 하는 것이 필요합니다. 따라서 적절한 압력의 양압기 사용은 코골이를 좋아지게 하고, 동반된 폐쇄수면무호흡도 줄어들게 됩니다. 순응한 양압기의 지속적인 사용은 평소 폐쇄수면무호흡증과 동반된 다양한 낮 증상과 여러 질환과의 연관성도 호전시킬 것입니다.

42

양압기(CPAP)는 기도 유지만 할 뿐 근본적인 치료가 아니지 않나요?

수면무호흡증, 어떻게 치료할까?

수면다원검사상 중등도 이상의 수면무호흡 혹은 경도 수면무호흡이 있으면서 코골이, 수면 중 숨 막힘, 주간 졸림증 등의 수면무호흡 증상이 있는 경우 수면무호흡 치료를 하게 됩니다. 그렇다면 수면무호흡은 어떻게 치료할까요?

먼저 과체중이거나 비만이라면 체중을 감량하는 것이 도움이 됩니다. 체중이 증가하면 늘어난 지방 조직으로 인해 기도가 좁아지고, 복부 비만은 폐를 압박하여 수면무호흡을 유발합니다. 또한 비만은 호흡 중추를 억제하고, 체내 염증과 교감 신경을 활성화시켜 수면무호흡을 더욱 악화합니다. 따라서 체중을 감량하면 근본적으로 수면무호흡증을 치료하는 데 도움이 되며, 반대로 체중이 늘어나면 수면무호흡이 발생하거나 더 심해질 수 있습니다. 추가로 수면 전 음주, 안정제, 아편계 진통제 등의 약물은 수면무호흡증을 악화시킬 수 있으므로 이러한 약물의 복용은 피하도록 합니다.

수면무호흡의 정도가 심하지 않고 자세에 따라 수면무호흡의 정도가 차이가 많이 난다면 잘 때 베개나 작은 공을 등에 받쳐서 옆으로 돌아누운 자세를 취하는 것이 도움이 됩니다. 그 외에는 치과 검진 후 구강 내 장치(oral appliance)를 착용하면 기도를 앞으로 당겨주어 넓혀주므로 수면무호흡증을 개선하는 데 도움이 됩니다. 편도나 아데노이드 비대와 같이 상기도 폐쇄가 있는 경우 구개수구개인두성형술(UPPP, uvulopalatopharyngoplasty), 턱을 앞으로 당겨주어 기도를 넓혀주는 상하악 전진술(MMA, maxillomandibular advancement)과 같은 수술을 하기도 합니다.

하지만 현재 수면무호흡증에 가장 효과적인 치료는 양압기 치료입니다. 그렇다면 양압기는 어떻게 수면무호흡증을 치료할까요?

양압기, 어떻게 수면무호흡증을 치료할까?

양압기는 압력이 있는 공기를 지속적으로 기도로 밀어넣어 주어 기도를 열어줍니다. 따라서 잘 때 기도의 폐쇄가 일어나지 않아 수면무호흡을 치료합니다.

양압기의 치료 원리

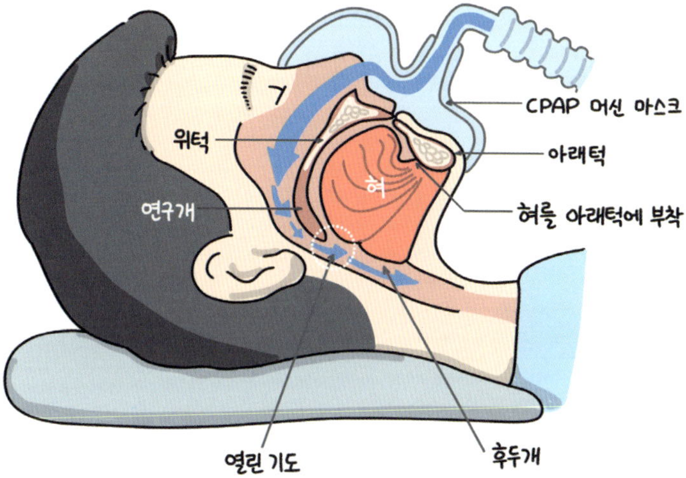

양압기의 종류는 여러 가지가 있으나, 일반적으로 고정된 압력으로 공기를 밀어넣어 주는 방식인 지속기도양압기(CPAP)와 자동으로 수면무호흡 정도를 감지하여 압력이 변화하는 방식인 자동양압기(APAP)를 가장 많이 사용합니다. 고정된 압력으로 사용하는 경우 개개인에 따라 수면무호흡을 치료하기 위한 적절한 압력이 다르므로 적절한 압력을 확인하기 위해 양압적정 검사(CPAP titration)가 추가적으로 필요합니다.(양압기는 사용할 때만 기도를 열어주지만, 특히 수면무호흡의 정도가 심한 경우 양압기를 사용하다가 중간에 일시적으로 중단해도 수면무호흡의 치료 효과가 남아 있다는 연구들이 보고되었습니다.)

양압기를 지속적으로 사용한 경우 만성적인 수면무호흡증에서 발생하는 호흡 중추의 억제나 수면 중 각성의 증가가 개선되어 양압기를 사용하지 않더라도 수면무호흡증의 치료 효과가 일부 남아 있는 것으로 추정됩니다. 그러나 양압기를 장기간 사용하지 않으면 다시 수면무호흡이 재발하므로 꾸준히 양압기를 사용하는 것이 중요합니다.

환문명답

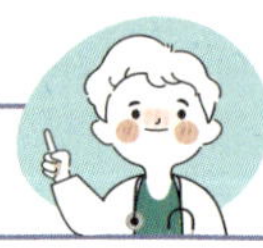

수면무호흡증의 치료에는 체중 감량, 자세 치료, 구강 내 장치 등이 있으며 가장 효과적인 치료는 양압기입니다. 양압기는 압력이 있는 공기를 지속적으로 기도로 밀어넣어 주어 기도를 열어주며, 사용을 중단하더라도 수면무호흡증의 치료 효과가 약간 남아 있다는 보고가 있습니다. 그러나 양압기 사용을 중단하면 수면무호흡이 재발하게 되므로 지속적으로 꾸준하게 사용하는 것이 중요합니다.

43

양압기 말고 수면무호흡증에 도움되는 것들은 없을까요?

수면무호흡증에 대해 양압기 치료를 하는 이유와 어려움은 무엇일까?

수면무호흡증은 잠을 잘 때 숨이 멈추거나 얕게 쉬는 증상입니다. 코나 목의 기도에서 공기 흐름이 방해받거나 차단될 경우 발생합니다. 방해받을 때 코골이 소리가 들리기 시작하고, 산소 공급이 안 되는 경우부터 수면무호흡증으로 진단하며, 완전히 차단되면 무호흡이라고 합니다. 따라서 수면무호흡증의 해결법은 공기 흐름을 방해하는 원인을 치료하거나 공기 흐름이 원활하게 이루어지도록 돕는 방법을 사용하는 것입니다.

현재 국내에서 일반적으로 널리 활용되는 수면무호흡증 치료 기기는 양압기로, 공기 흐름이 원활하도록 콧구멍에 강한 압력의 공기를 넣어 기도를 열어주는 기기입니다. 양압기는 오래전부터 수면무호흡증에 대해 가장 확실하면서 근거가 명확한 치료로 인정받고 있습니다. 그 결과 2018년부터 국내에서 수면무호흡증에 대해 건강보험 혜택을 받고 있습니다. 하지만 양압기 치료는 기계 관리와 매일 마스크를 써야 하는 번거로움, 얼굴이 조이고 답답한 느낌 때문에 지속해서 사용하는 것을 어려워하는 수면무호흡증 환자들이 많습니다.

양압기 외에 수면무호흡증을 완화시킬 수 있는 방법이 있을까?

양압기 치료는 어려움 또는 불편함 때문에 지속할 수 없는 경우가 있습니다. 또는 양압기 치료 외의 수면무호흡증에 대한 치료를 알아보는 경우도 있습니다. 드물게는 양압기 치료가 효과가 없는 경우도 있습니다. 이러한 경우 아래와 같은 방법을 고려해볼 수 있습니다.

▶ **수면 자세 변경:** 똑바로 누워 있을 때 수면무호흡증이 더 심해지는 환자들이 있습니다. 그 이유는 누워 있는 자세에서 기도가 막히기가 더 쉽기 때문입니다. 잘 때는 목의 여러 근육과 구조물들의 힘이 빠지는데, 똑바로 누워 있을 때 중력 때문에 아래로 처지게 되어 기도를 막을 수 있습니다. 따라서 똑바로 눕지 않고 옆으로 누워서 잔다면 코골이나 수면무호흡증 개선에 도움이 될 수 있습니다. 일반적이진 않

지만 옆으로 누워서 자도록 도움을 주는 기구를 활용하는 경우도 있습니다. 하지만 옆으로 누워 자는 것이 근골격계나 수면의 질에 안 좋은 영향을 미칠 수도 있습니다.

▶ **체중 감량:** 비만은 상기도나 목의 구조물을 비대하게 만들어 수면무호흡증을 유발하는 강력한 위험 요인 중 하나입니다. 따라서 수면무호흡증과 비만이 함께 있는 경우, 체중을 감량하는 것만으로도 수면무호흡증 증상 개선에 큰 도움이 됩니다.

▶ **수면위생 및 생활 습관 개선:** 수면무호흡증은 비만뿐만 아니라 술(알코올) 및 안면 부종과 관련이 있을 수 있습니다. 건강한 생활 습관과 적절한 수면위생을 유지하면 수면무호흡증 증상을 완화할 수 있습니다.

▶ **구강 내 장치:** 잠을 잘 때 치아에 착용하는 장치로 구강 내 장치, 정확하게는 하악전방이동장치(mandibular advancement devices)를 수면무호흡증 치료로 이용할 수 있습니다. 이 장치는 아래턱과 혀를 앞쪽으로 이동시켜 기도 공간을 넓혀줍니다. 양압기가 별 효과가 없었거나 증상이 심하지 않아 양압기 치료를 권하지 않는 수면무호흡증 환자들에게 주로 사용합니다. 보통 치과 의사와 상의하여 구강 내 장치를 맞추어 제작하게 됩니다.

▶ **이비인후과 수술:** 일부 수면무호흡증 환자는 편도가 비대해졌거나 다른 조직에 의해 상기도의 흐름에 방해가 되는 경우, 수면무호흡증 치료를 위해 이비인후과적인 수술이 도움이 될 수 있습니다. 원인에 따라 상악팽창술, 양악전진술, 이설근전진술, 비중격교정술, 윤상절제술, 혀근육절제술 등 다양한 수술적 치료법이 있습니다. 하지만 수술

적 치료법은 부작용이나 합병증이 발생할 가능성이 있으므로, 반드시 전문의와 충분히 상담하고 결정하는 것이 좋습니다.

양압기 외에 수면무호흡증을 완화시키는 방법

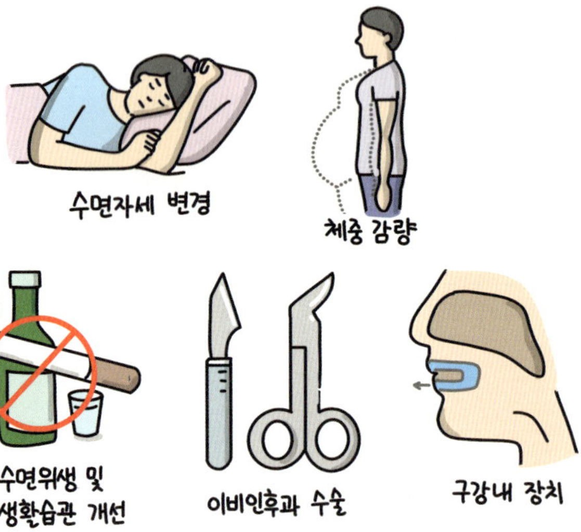

환문명답

양압기는 많은 수면무호흡증 환자에게 효과적이지만, 그 외에도 다양한 치료법이 있기 때문에 환자 개개인의 증상과 상태에 따라 의사와 상의하여 가장 적합한 치료 방법을 찾는 것이 중요합니다. 만약 양압기로 치료가 어려운 경우라도 쉽게 포기하기보다는 다른 대안들을 찾아보고, 주기적으로 진료와 관리를 받는 것이 좋습니다.

44

코골이 치료 수술해야 되나요?

코골이는 치료해야 할까?

코골이 치료의 방법은 증상의 정도와 개인의 건강 상태에 따라 달라집니다. 가벼운 코골이는 생활 습관의 변화나 체중 조절 등으로 개선될 수 있습니다. 코골이가 수면의 질을 저하시키거나 폐쇄수면무호흡증 같은 더욱 심각한 상태와 관련이 있는 경우는 보다 적극적인 치료를 받아야 합니다. 무호흡증을 동반하지 않고 수면의 질에 영향을 끼치지 않는 소위 단순 코골이는 적극적인 치료의 대상으로 인식하지 않았으나, 코골이 떨림이 경동맥에 전달되어 혈류의 흐름을 방해하고 결국 동맥 내피세포를 손상시켜 동맥경화를 유발한다는 연구 결과가 있습니다. 단순 코골이라 할지라도 무시하고 넘기지 말고 적극적으로 치료 방법을 찾아야 합니다.

코골이의 치료는 생활 습관 개선, 양압기(CPAP) 사용, 구강 내 장치 사용 그리고 필요한 경우 수술을 포함합니다. 생활 습관 개선에는 체중 감량, 규칙적인 운동, 금연, 금주, 필요한 경우 수면 자세(특히 옆으로 잠자기) 교정이 있을 수 있습니다. 일부 환자들이 옆으로 잠을 자는 것으로 수면무호흡 또는 코골이가 개선된 경우가 있기 때문에 자세에 따른 코골이의 변화가 있다면 적극적으로 수면 자세 치료를 고려해볼 수 있습니다. 양압기 치료 기기는 수면 중에 지속적인 공기 압력을 제공하여 상기도가 열리도록 해주기 때문에 폐쇄수면무호흡증 환자에게 일차적인 치료 방법으로 권장됩니다. 구강 내 장치는 주로 아래턱을 앞으로 유지하여 공기 통로를 넓혀 주는 방법입니다. 코골이의 정도에 따라서 적절한 방법을 선택하여 적극적으로 치료해야 합니다.

구개수구개인두성형술

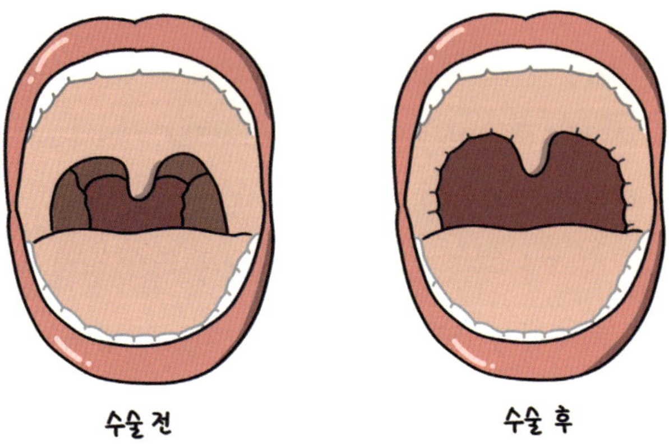

코골이 치료 수술해야 될까?

코골이 수술은 코골이 또는 폐쇄수면무호흡증의 일차 치료가 아닙니다. 앞서 언급한 생활 습관의 개선이나 양압기의 사용 등 비수술적 치료가 우선적으로 고려되어야 합니다. 코골이 수술이 좋은 결과를 약속하는 몇몇 경우가 있습니다. 주로 코골이나 폐쇄수면무호흡증이 특정 해부학적 이상으로 인한 것일 때입니다. 예를 들어 비중격 만곡증, 비대해진 편도선 또는 아데노이드, 연구개와 목젖의 이상 등의 구조적 문제가 호흡 방해, 코골이, 수면무호흡증의 주된 원인이 된다면 구조적 문제를 교정하는 수술은 호흡 통로를 확장시켜 공기의 흐름을 개선하고, 증상을 완화시킬 수 있습니다.

그러나 모든 경우 수술을 권장하는 것은 아니며 개인의 건강 상태, 수술의 잠재적 이익 및 위험을 고려하여 면밀한 수술 전 평가를 통하여 결정해야 합니다. 수술 후 재발의 가능성도 고려해야 합니다. 재발 비율은 수술 유형이나 연구 대상자에 따라 다르지만 일부 연구에서는 수술 후 몇 년 이내에 증상 재발을 보고하기도 합니다. 재발 여부는 개인의 해부학적 특성, 체중의 변화, 수술 방법, 환자의 생활 습관 개선 여부에 따라 다르기 때문에 다각도의 평가가 선행되어야 합니다.

환문명답

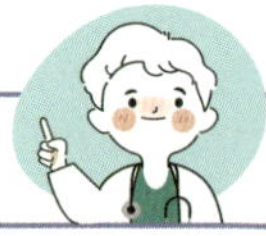

코골이 치료에서 수술은 보통 첫 번째 선택으로 고려하지는 않습니다. 그러나 환자의 코골이가 해부학적 문제로 인한 경우, 수술이 도움이 될 수 있습니다. 이러한 결정은 환자의 상태에 대한 꼼꼼한 평가 후에 이루어져야 합니다.

45

최근 들어 코골이가 너무 심해졌는데 어떻게 해야 하나요? 수면테이프 같은 것이 도움이 되나요?

코골이는 무엇이고, 왜 생기는 것일까?

살면서 누구나 한번쯤은 코 고는 사람을 보았을 것입니다. 그러나 코를 고는 것이 구체적으로 어떤 일이 일어나는 과정인지에 대해서는 잘 모르는 경우가 많습니다. 코 안에 어떤 문제가 생겨서 발생하는 콧소리의 일종일까요?

우리가 숨을 쉬는 통로는 크게 상기도와 하기도로 나누어 생각할 수 있습니다. 보통 기관(trachea)을 기준으로 그 위쪽의 통로를 상기도라고 하고, 기관 및 그 아래쪽 통로를 하기도라고 합니다. 상기도는 다시 비강, 인두, 후두로 세분할 수 있습니다. 우리가 코골이라고 칭하는 소리는 인두 부분에서 연구개나 혀뿌리가 인두벽과의 사이에서 일으키는 진동 때문에 나는 소리입니다.

숨을 들이쉬면 폐의 횡격막이 아래로 당겨지면서 기도 내 압력이 대기압보다 낮아져 바깥 공기가 체내로 유입됩니다. 이때 기도 내강에는 음압이라는, 외부 공기를 끌어들이는 동력이 작용하게 되는데 이 음압에 의해 연구개나 혀도 같이 끌어당겨지게 됩니다. 그러므로 이에 따른 기도 폐색을 막기 위해 인두를 확장시키는 근육이 함께 작용하여 이 힘에 대항하게 되는데, 이 두 힘 사이의 균형에 의해 기도가 적절히 개방된 채 공기가 들어오게 됩니다.

깨어 있을 때는 기도 내강에 걸리는 음압이 인두확장근의 작용을 활성화시키고, 이와 더불어 혀를 앞으로 내미는 작용을 하는 근육도 활성화되어 기도가 열린 상태로 유지됩니다. 그러나 잠을 자면 호흡 중추의 활성이 감소하고, 기도 내강에 음압이 걸려도 인두확장근이 충분히 활성화되지 못하며, 혀를 앞으로 내미는 힘도 감소하게 됩니다. 결과적으로 인두 기도가 좁아져 기도가 쉽게 막힐 수 있는 상황에 놓이는 것입니다. 이러한 상황에서 숨을 들이쉬면 음압이 증가하면서 연구개나 혀뿌리가 순간적으로 인두 기도의 벽과 닿았다 떨어졌다 하는 진동이 발생하게 되고, 이로부터 발생하는 진동음이 우리에게 코골이 소리로 들리게 됩니다.

코를 골 위험을 높이는 인자에는 여러 가지가 있는데 그중 가장 중요한 인자이자 교정 가능한 인자는 비만입니다. 체중이 증가하면 혀, 연구개, 인두 기도 벽 등의 연조직이 비대해져 기도 내경이 쉽게 좁아집니다. 그 외 턱이 작거나 뒤로 후퇴한 사람도 코를 골기 쉽습니다.

코골이는 가만히 둬도 괜찮을까?

코골이는 수면무호흡을 동반할 수도 있고, 하지 않을 수도 있습니다. 수면무호흡을 동반하지 않는 경우 대개 주간 졸림증이 없고 야간 산소포화도도 정상 범위로 유지됩니다. 그러나 코골이가 심해질 경우 폐쇄수면무호흡증으로 발전할 수 있어 주의를 요합니다. 수면무호흡이 동반되지 않은 단순 코골이는 경과를 관찰해도 되나 수면무호흡이 동반된 코골이는 치료가 필요할 수 있습니다.

그러나 자신의 코골이가 수면무호흡을 동반하고 있는지의 여부를 스스로 파악하기는 어렵습니다. 수면무호흡이 동반된 코골이를 방치할 경우 다양한 합병증이 생길 수 있습니다. 고혈압, 뇌졸중, 당뇨병에 이환될 위험이 높아지며, 관상동맥 질환, 심부전, 심방세동 등 심장 질환의 발생 위험도 증가합니다. 따라서 코골이가 있다면 정확한 진단 및 치료를 위해 꼭 전문가의 진료를 받아보는 게 좋습니다.

코골이, 어떻게 해결해야 할까?

어느 질환이나 그렇듯, 먼저 정확한 진단을 받는 것이 필요합니다. 코골이 및 수면무호흡의 진단은 수면다원검사로 할 수 있으며, 검사를 통해 다른 수면질환의 동반 유무도 함께 확인할 수 있습니다.

코골이가 수면무호흡을 동반한 것으로 확인된 경우, 만약 그 중증도가 치료를 요하는 수준이라면 일차적으로 상기도 양압술을 시도합니다. 이는 마스크를 통해 코나 입으로 공기를 유입시켜 상기도의 폐쇄를 막아주는 치료법입니다. 만약 상기도 양압술에 잘 적응하지 못한다면 구강 내에 장치를 적용하거나 상기도의 수술적 치료를 고려해 볼 수 있습니다. 뿐만 아니라 식단 조절 및 운동을 통해 적정 체중을 유지하는 것이 필요하며, 옆으로 누워 자는 습관도 증상 개선에 도움이 될 수 있습니다.

코를 고는 사람 중 일부는 입으로 숨을 쉬는 구강 호흡을 하기도 합니다. 마우스 테이핑(mouth taping)은 수면 중 코로만 숨을 쉬게 하려는 목적으로, 취침 전 입을 다문 채 입에 테이프를 붙여 입이 안 벌어지게 하려는 시도입니다. 이것은 대개 코골이를 멈추거나 구취를 줄이기 위한 목적으로 시도되지만 그 효과에 대한 뚜렷한 근거가 없어 치료법으로 권장하지는 않습니다.

수면테이프

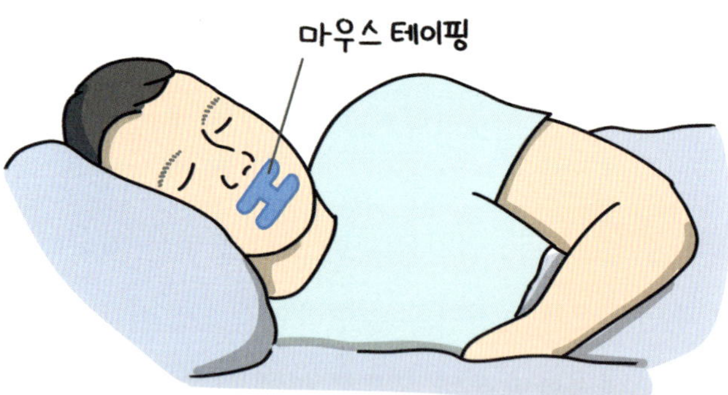

환문명답

코골이는 누구에게나 생길 수 있는 흔한 현상이지만 수면무호흡을 동반하는 경우가 종종 있으므로 전문가와 상의하여 필요한 검사를 받아보는 것이 좋습니다. 수면무호흡을 동반하는 코골이는 그 중증도에 따라 치료가 필요할 수 있으며, 치료 시 일차적으로 상기도 양압술을 시도합니다. 만약 상기도 양압술에 적응하기 어렵다면 대체 치료를 고려할 수 있습니다. 수면무호흡이 동반된 코골이를 방치하면 여러 심뇌혈관 질환의 발생 위험이 증가하므로 코골이가 있다면 더 이상 미루지 말고 진료를 받아볼 필요가 있습니다.

5장

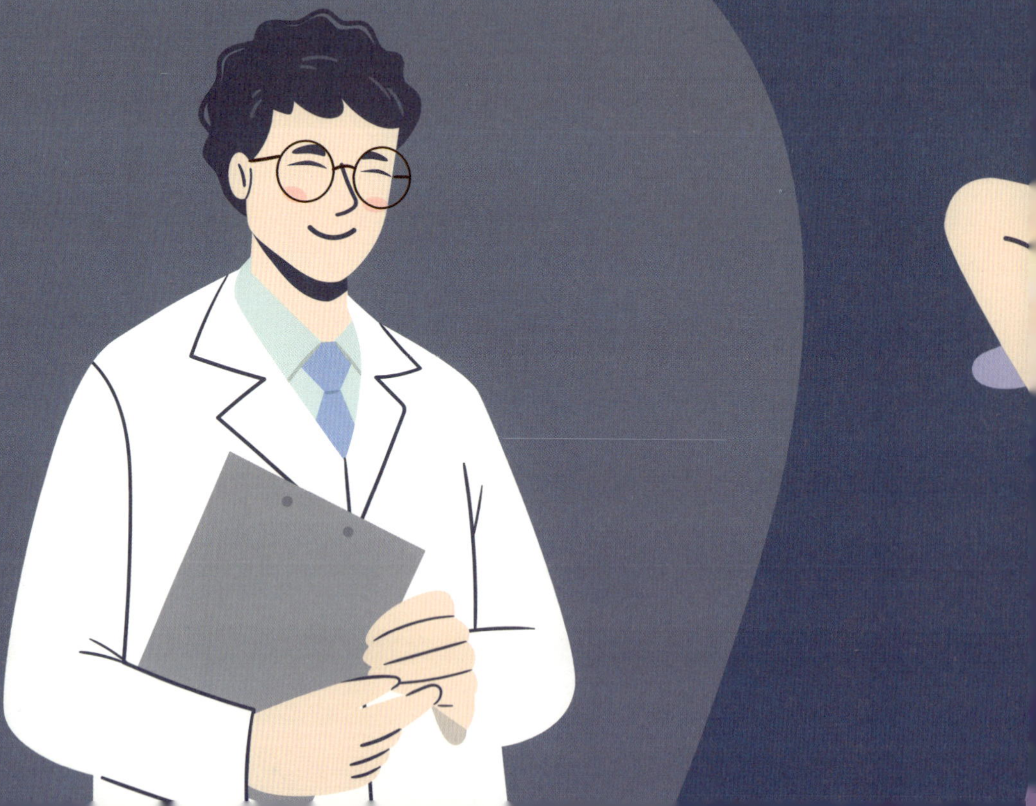

수면장애의 이해
: 기타 증상

(일주기 리듬 수면장애,
하지불안증후군, 수면과다, 치매)

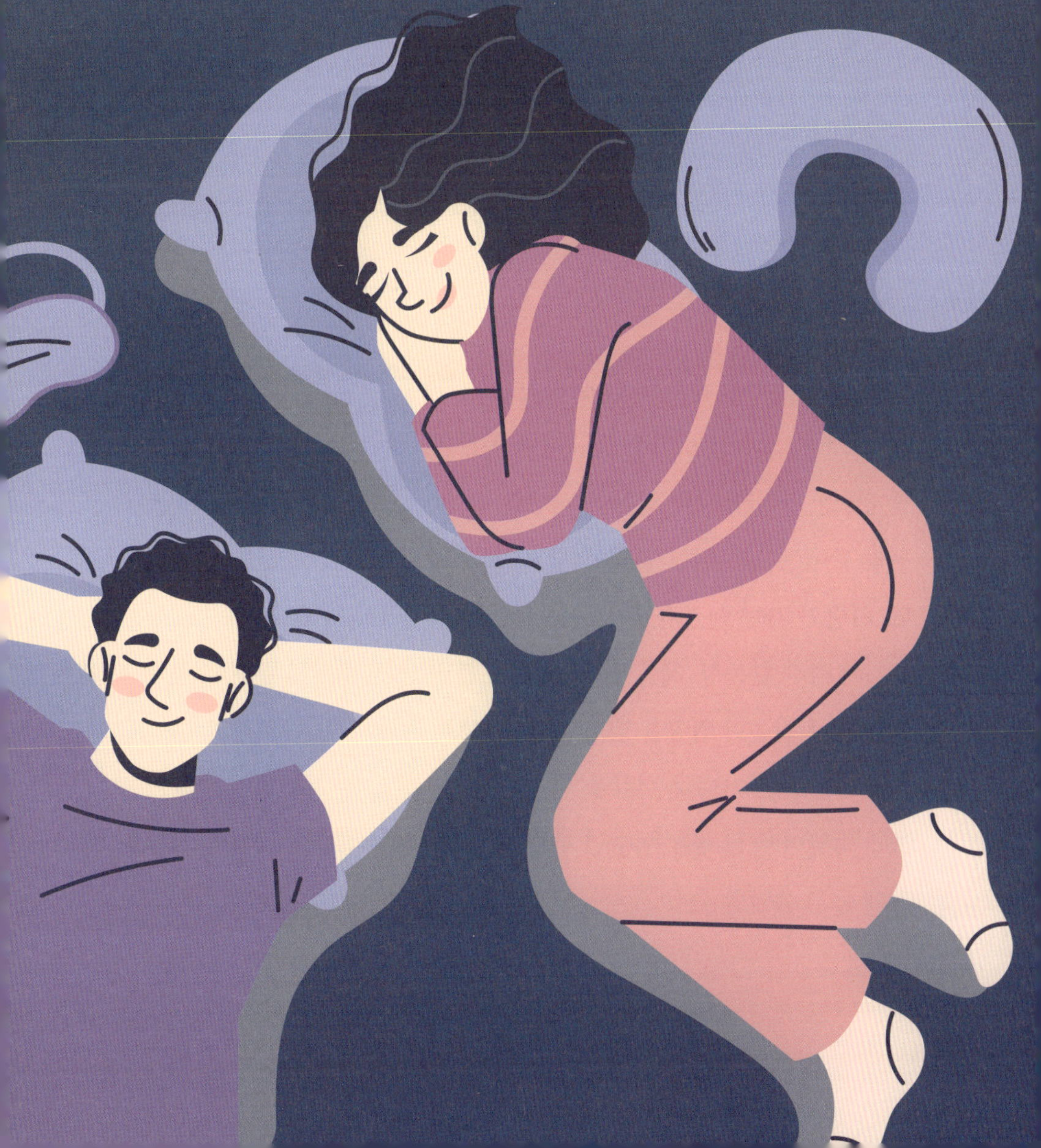

46

밤낮이 바뀌었어요. 어떻게 치료하나요?

밤낮이 바뀐 생활이 나쁜 이유는?

사람이 낮에 활동하고 밤에 자는 것은 매우 자연스러운 현상입니다. 그러나 낮과 밤이 바뀐 불규칙한 생활은 생체 리듬을 깨트려 수면장애뿐만 아니라 각종 질환이 발생할 수 있는 위험을 커지게 합니다. 우리 몸에는 생체시계가 있어 낮과 밤의 주기별로 호르몬을 분비하고, 사람의 자는 시간과 활동하는 시간을 조정하게 됩니다. 수면-각성 주기에 따라 활동성, 체온 변화, 호르몬 분비 등 체내에서 발생하는 다양한 생체 반응이 영향을 받기 때문에, 생체 리듬을 잘 유지하면 각종 질병 예방뿐만 아니라 건강을 지킬 수 있습니다. 반대로 생체 리듬이 깨진 밤낮이 바뀐 생활은 수면 부족, 주간 졸림증, 집중력 저하와 기분장애 등을 유발할 수 있기 때문에 반드시 교정하는 것이 필요합니다.

불규칙한 수면 패턴을 되돌리는 방법은?

밤낮이 바뀌었을 때 수면 패턴을 되돌릴 수 있는 가장 중요한 방법은 수면 시간을 고정하는 것, 즉 매일 아침 같은 시간에 일어나고 같은 시간에 잠을 자는 것입니다. 수면 패턴이 망가져 있는 상태에서 규칙적인 수면 습관을 시작하는 것은 어렵지만, 적어도 일주일 이상 규칙적인 수면 패턴을 유지하는 것만으로도 수면-각성주기를 제자리로 돌릴 수 있습니다. 수면 패턴을 정할 때는 자신의 직업과 환경 등을 고려하여 오랫동안 유지할 수 있는 시간으로 설정하고, 수면 시간은 연속해서 7~8시간은 잘 수 있는 시간으로 정해야 합니다. 만약 수면 패턴을 한 번에 뒤바꾸기가 어려운 경우에는 현재 수면 시간에서 하루에 30분씩 일찍 자고 일찍 일어나면서 목표한 수면 패턴에 도달하는 방법을 사용할 수도 있습니다.

규칙적인 식사도 생체 리듬을 조절하는 데 도움을 줄 수 있습니다. 아침 기상 후 아침 식사를 하고, 이후 규칙적인 식사와 다양한 영양분을 섭취하는 것으로 생체 리듬을 회복할 수 있습니다.

또한 잠자리에서 일어나면 집안의 커튼을 열거나, 햇빛이 많이 들어오는 곳에서 자연광을 충분히 쬐도록 합니다. 기상 후 밝은 빛은 잠에서 깨는 데 도움을 주고, 멜라토닌의 분비를 도와 하루의 수면-각성 리듬을 설정하는 데 중요한 역할을 합니다. 낮시간 동안에도 햇빛이나 밝은 볕을 많이 쬐는 것이 좋습니다. 가급적 실외로 나가 볕을 쬐는 것이 좋고, 업무 중에는 실내 창문을 통해 볕을 쬐거나 밝은 곳에

수면 패턴 교정

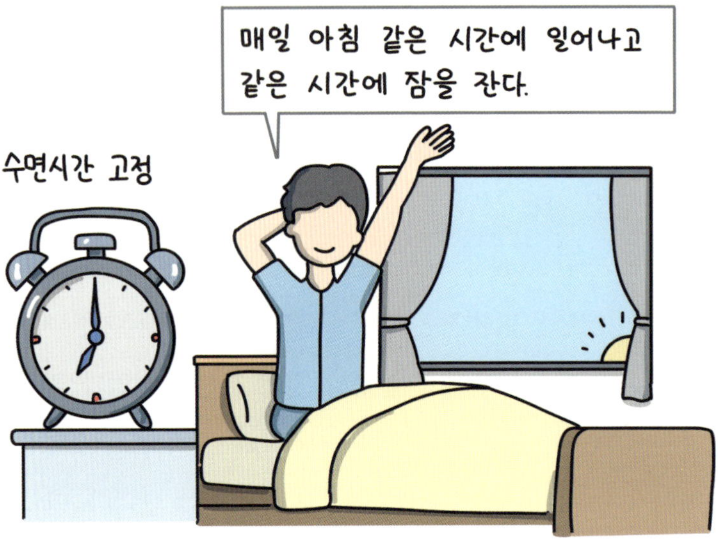

서 작업을 하는 것이 좋습니다.

잠들기 1~2시간 전부터는 집안을 어둡게 하고, 형광등보다는 노란 조명이나 간접등을 사용하는 것이 수면에 도움을 줄 수 있습니다. TV 시청이나 핸드폰 사용은 블루라이트의 영향으로 수면의 주기를 늦출 수 있기 때문에 잠자기 1시간 전부터는 사용하지 않는 것이 좋습니다.

낮잠은 가급적 피하는 것이 좋지만, 반드시 필요한 경우에는 오후 3시 이전에 30분 이내로 짧게 자는 것이 좋습니다. 꾸준한 운동은 신체를 이완시키고, 스트레스와 불안을 감소시키는 데 도움을 줄 수 있기 때문에 수면에도 도움이 됩니다. 늦은 시간 음주나, 흡연, 카페인의 섭취는 수면에 방해가 되므로 하지 않는 것이 좋습니다.

위의 방법으로도 정상적인 수면 패턴을 회복하기 어려운 경우에는 병원을 방문하여 멜라토닌 복용이나 빛 치료를 통해 인위적으로 수면 패턴을 교정할 수도 있습니다.

환문명답

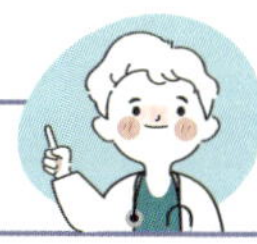

낮과 밤이 바뀐 불규칙한 생활은 생체 리듬을 깨트려 수면장애뿐만 아니라 각종 질환이 발생할 수 있는 위험이 커지게 합니다. 밤낮이 바뀌었을 때는 수면 시간을 고정하여 일주일 이상 규칙적인 수면 패턴을 유지하는 것만으로도 수면-각성 주기를 제자리로 돌릴 수 있습니다. 규칙적인 식사도 생체 리듬을 회복하는 데 도움을 줄 수 있습니다. 또한 기상 후에는 밝은 볕을 쬐고, 낮에도 실외에서 볕을 쬐거나 밝은 곳에서 작업을 하는 것이 좋습니다. 잠들기 1~2시간 전부터는 집안을 어둡게 하고, 형광등보다는 노란 조명이나 간접등을 사용하면 수면에 도움을 줄 수 있습니다.

47

교대 근무 일정이 순환이 빨라서 밤낮이 자주 바뀌는데 수면 스케줄을 어떻게 조정해야 할까요?

근무 형태가 다양해지면서 모두가 주간 시간대에 근무하지 않습니다. 저녁 근무, 교대 근무, 당직 근무 등이 증가하면서 과거에 없던 여러 문제가 발생하고 있습니다. 이러한 근무 형태는 업무 성과 저하, 사고 위험의 증가, 건강 악화 등 다양한 문제를 유발할 수 있으며, 특히 교대 근무의 경우 생체시계와의 충돌로 잠을 제대로 자기 어려운 문제가 발생합니다.

우리 뇌에는 일주기 리듬을 형성하는 생체시계가 있어서 빛, 체온, 각성, 졸음, 배고픔, 호르몬 등과 작용하여 우리에게 잠들거나 일어날 시간을 알려줍니다. 그중에서도 빛에 대한 노출로 시계가 설정되어 생체시계가 밤과 낮 주기와 비슷하게 유지됩니다. 대부분 성인은 일주기 리듬에 따라 자정부터 오전 7시 사이에 졸음이 최고조에 달하며, 오후 1시에서 오후 4시 사이의 한낮에도 약간 졸릴 수 있습니다. 하지만 야간 교대 근무자는 낮에 잠을 자야 하는데, 보통 낮 동안에는 신체 리듬 때문에 충분히 잠을 자기 어렵고, 주변 소음이나 가족 활동 등 외부 요인으로 인해 얕은 잠을 자게 될 확률이 높아 하루 평균 2시간에서 4시간 정도 수면을 덜 취하게 됩니다. 따라서 만성 수면 부족 상태가 되고, 불면증에 취약한 상태가 됩니다.

교대 근무자의 개인 특성과 근무 일정

수면장애가 있는 교대 근무자라면 그렇지 않은 근무자보다 훨씬 큰 수면 문제를 겪을 수 있습니다. 수면무호흡이 있다면 잠을 깊이 자지 못하게 되고, 깨어 있는 동안 심한 졸음을 유발합니다. 따라서 교대 근무자에게 이런 수면장애가 의심되면, 수면 전문가와 상담할 필요가 있습니다.

개인의 수면 특성에 따라서도 다른데 올빼미형이 새벽형보다 야간 근무에 더 잘 적응하는 편입니다. 되도록 매일 동일한 수면 일정을 유지하도록 노력합니다.

우리 몸이 적응하기는 교대 근무 일정이 주간 → 저녁 → 야간 근무 순으로 순방향으로 변하는 것이 주간 → 야간 → 저녁 근무 순으로 역방향으로 순환하거나 무작위로 변하는 것보다 수월합니다. 근무 주기도 중요해서, 교대 근무가 순방향으로 순환할 경우 2~3일마다 바뀌는 것이 5~7일마다 바뀌는 것보다는 적응하기 쉽습니다.

근무 중에는 어떻게 해야 할까?

근무 중에는 각성 상태를 유지해야만 하므로, 야간 근무 전 90분 정도 잠을 자는 것이 좋습니다. 작업장 환경은 밝고 시원한 것이 좋습니다. 휴식 시간을 활용하여 간단한 운동을 하는 것도 도움이 됩니다. 가능하다면 식사나 휴식 시간에 10~20분 정도의 짧은 잠을 자는 것이 좋습니다. 이는 수면 욕구를 줄이고, 깨어날 때 졸린 상태를 최소화할 수 있습니다.

각성 상태를 유지하는 데 카페인 섭취가 도움이 될 수도 있습니다. 근무를 시작할 때 커피나 음료 형태로 섭취하면 20분 이내에 효과가 나타납니다. 일부에게 '커피 낮잠(coffee nap)' 전략을 활용하여 커피를 마신 후 잠을 20여 분 자는 것이 효과적일 수도 있습니다. 야간 근무를 마친 후 바로 운전하는 것은 위험할 수 있으므로, 출발 전 30분 정도 차에서 잠시 잠을 자거나 대중교통을 이용하는 것이 좋습니다.

퇴근 후에는 어떻게 해야 할까?

가족이 근무 일정을 알고, 수면의 중요성을 알고 지원하는 것도 중요합니다. 낮 동안 편안하고 조용한 잠자리를 마련하기 위해서는 가족의 도움이 필수적입니다. 수면 시간 동안 귀마개를 쓰거나 백색 소음을 사용하면 외부 소리를 차단하는 데 도움이 되며, 블라인드를 치거나 수면 안대를 착용하여 빛 노출을 줄일 수 있습니다. 근무 후에는 어두운 조명을 선호하는 것이 좋습니다.

교대 근무자들은 불규칙한 식사를 하는 경우가 흔해서 위장 장애가 잘 발생합니다. 따라서 규칙적으로 세 끼를 먹는 것이 중요합니다. 단, 계획된 수면 전 3시간 이내에는 과다한 식사나 음주를 피해야 하며, 과일, 채소나 저지방 식품을 섭취하는 것이 좋습니다.

근무 형태에 따라 집에 도착한 후 바로 잠자리에 들기보다는 몇 시간 동안 깨어 있다가 잠을 자거나, 도착 후 몇 시간 잠을 자고, 다음 근무 시작 전까지 몇 시간 더 오래 자는 방식을 선택할 수 있습니다. 만약 잠이 오지 않는다면 책을 읽거나 음악을 듣는 등의 활동을 통해 수면을 유도해봅니다.

필요하면 수면제, 각성제나 멜라토닌 등 약의 사용을 고려할 수도 있습니다. 수면제의 경우 일부 낮 동안 수면에 도움을 줄 수도 있지만, 장기간 사용하면 효과가 줄어들고 부작용이 발생할 수 있으며, 수면 문제의 근본 원인을 해결하지 못하므로, 의사와 상의 후 단기간만 사용을 고려해야 합니다. 멜라토닌을 복용할 수도 있으나, 멜라토닌은 수면-각성 리듬에 영향을 미칠 수 있으므로 복용 전에 의사와 상담해야 합니다.

카페인은 각성 효과를 유발하므로, 계획된 취침 시간 4시간 이내에는 섭취하지 않습니다. 정기적인 운동은 수면의 질 향상에 도움이 되지만, 수면 직전 근력 운동은 피하는 것이 좋습니다.

교대 근무자의 생체시계 조절

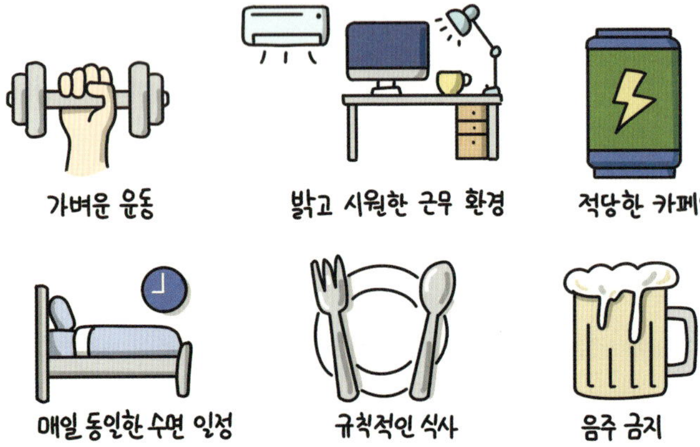

환문명답

교대 근무는 생체시계와 충돌하여 수면 문제를 유발할 수 있으나 몇 가지 방법을 통해 이를 조절할 수 있습니다. 야간 근무자는 되도록 매일 동일한 수면 일정을 유지하도록 노력합니다. 교대 근무자라면 근무 일정이 주간 → 저녁 → 야간 근무 순으로 순방향으로 순환하는 것이 적응하기 쉽습니다. 근무 환경은 밝고 시원하게 유지하며, 각성을 유지하기 위해 카페인을 적당히 섭취하고, 휴식 시간에 운동하거나 짧은 잠을 자는 것이 도움이 됩니다. 퇴근 후에는 가족의 이해와 지원이 중요하며, 수면 환경을 개선해 편안하고 조용한 잠자리를 마련해야 합니다. 운동과 규칙적인 식사가 도움이 되며, 음주는 피해야 합니다. 필요에 따라 의사와 상의 후 수면 보조제를 사용하는 것도 고려할 수 있습니다. 수면무호흡 같은 수면장애가 의심된다면 수면 전문가와 상담할 필요가 있습니다.

48

교대 근무자의 불면증은 어떻게 치료해야 하나요?

교대근무수면장애란?

현대 사회는 24시간 지속되어야 하는 작업이나 서비스가 늘어나 인구의 약 20%가 교대 근무가 필요한 직종에서 일하고 있습니다. 잠을 자야 하는 야간에 교대 근무를 지속하면 신체 리듬이 깨지고 여러 가지 건강 문제가 발생할 수 있습니다. 교대 근무자의 약 1/3은 심각한 불면증이나 근무 중 과도한 졸음을 경험하여 교대근무수면장애에 해당합니다.

인간은 낮에 활동하고 밤에 잠을 자는 주행성 동물입니다. 밤에 일을 하는 것은 인간의 본성을 거스르는 행동이며 어떻게 하든 수면과 건강에 영향을 미치게 됩니다. 우리 신체는 하루 24시간 주기로 아침에 해가 뜨면 깨고 밤에 해가 지면 잠이 드는 생체시계에 의해 조절됩니다.

야간 근무를 하는 경우, 생체시계가 각성을 촉진하고 있는 낮 동안에 수면을 취하게 되어 잠들거나 잠든 상태를 유지하기가 어렵고 아무리 피곤해도 잠이 오지 않기도 합니다. 야간 근무 시간에는 이로 인한 수면 부족에 더해 생체시계의 각성 신호가 최소일 때 일을 해야 하기 때문에 과도한 졸림과 이로 인한 수행 능력 저하 및 사고의 위험이 증가합니다. 이러한 수면 또는 각성장애뿐만 아니라 불안증, 우울증, 심혈관 질환, 면역계 질환이 발생할 수 있고, 여성에게는 유방암, 남녀 모두에게는 소화기계 암의 발병 위험이 증가합니다.

교대근무수면장애의 치료

첫째, 규칙적인 수면 습관을 유지합니다. 근무 시간이 고정된 야간 근무자의 경우, 휴일에도 근무일과 동일한 수면 스케줄을 유지하는 것이 좋습니다. 순환 근무를 하는 경우에는 가급적 퇴근 후 바로 수면을 취하도록 합니다. 이때 총 수면 시간은 7시간 이상을 유지하고, 만일 한 번에 7시간 이상 잘 수 없다면 다음 출근 시간 전에 추가로 짧은 수면을 취하여 보충하도록 합니다.

둘째, 수면 환경을 개선합니다. 침실을 어둡게 하고, 적절한 온도를 유지하고, 소음을 차단하도록 노력하며 필요시 안대와 귀마개, 암막 커튼을 이용합니다.

셋째, 야간 근무 전반부에 밝은 빛에 노출되도록 하고, 아침 퇴근 시에는 빛 노출을 피해야 합니다. 퇴근 시 어두운 선글라스를 착용합니다.

넷째, 커피와 같은 카페인 음료는 근무 시간 전반부에 복용하고, 후반부에는 복용하지 않습니다. 취침 전 카페인 음료, 흡연, 음주, 과식을 피합니다.

위의 사항을 모두 시행해도 수면을 취하기 어렵다면 수면 전문의와 상의 후 멜라토닌이나 효과가 짧은 수면제를 취침 전에 복용해볼 수 있습니다. 그러나 이러한 약제는 수면 시간을 증가시키는 데는 도움이 될 수 있으나 근무 중 각성도 향상에는 도움이 되지 않으며 근무 시간까지 진정 작용이 지속될 수 있으므로 유의해야 합니다.

교대근무수면장애 치료

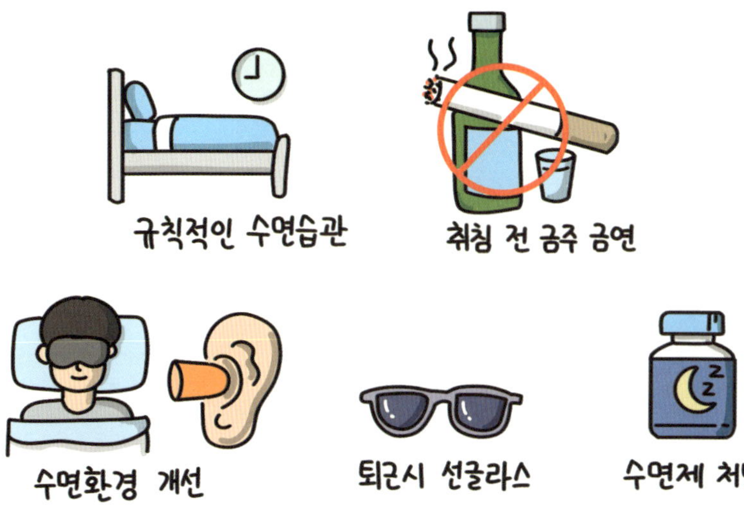
규칙적인 수면습관
취침 전 금주 금연
수면환경 개선
퇴근시 선글라스
수면제 처방

환문명답

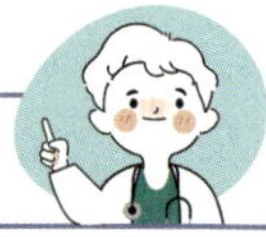

교대 근무자의 경우 생체시계의 각성 신호가 높은 낮시간에 수면을 취해야 하기 때문에 수면에 어려움을 겪는 경우가 많습니다. 이를 개선하려면 근무일과 휴일에 동일한 수면 스케줄을 유지하여 규칙적인 생활을 하고, 어둡고 조용한 수면 환경을 만들도록 합니다. 퇴근 시에는 어두운 선글라스를 착용하여 빛 노출을 피하고 취침 전 카페인 음료, 흡연, 음주, 과식을 피합니다. 그래도 어려움이 지속된다면 수면 전문의의 진료를 받아봐야 합니다.

49

아침에 일찍 일어나려고 노력해도 한 달을 못 버텨요. 수면 패턴을 바꿀 수 있나요?

아침형으로 수면 패턴을 바꾸는 좋은 방법이 있을까요?

올빼미형처럼 저녁형이 아침형으로 수면 패턴을 바꾸는 건 참 어려운 일입니다. 자신의 식습관을 바꾸는 일처럼 말이지요. 하지만 대한민국에서 현대인으로 살아가면서 학교나 직업 때문에 많은 분들이 아침형으로 살아갈 수밖에 없습니다. 따라서 저녁형 사람들도 아침형으로 수면 패턴을 바꾸기 위해 노력하지만, 지속적이고 일관성 있는 노력이 필요하기 때문에 쉽지만은 않습니다. 아래와 같은 몇 가지 방안을 참고하면 수면 패턴을 바꾸는 데 도움이 될 것입니다.

수면 환경 개선

잠들기 전에는 밝은 빛을 피하는 것이 숙면에 도움이 됩니다. 핸드폰과 같은 전자기기를 수면 전에는 되도록 멀리하고, 필요한 경우 화면 밝기를 어둡게 조정해 블루라이트를 줄이는 것도 도움이 됩니다. 빛의 강도가 약한 스탠드 또는 강도를 조절할 수 있는 조명을 사용하는 것도 좋습니다. 암막 커튼 등으로 침실 외부에서 들어오는 빛을 차단하는 것도 좋습니다.

또한 침실은 되도록 조용하게 만들고, 음향기기 등은 수면 시 사용하지 않는 것이 좋고 방음에도 신경쓴다면 더욱 수면의 질이 향상될 수 있습니다. 너무 덥거나 춥지 않은 적절한 온도도 수면에 중요합니다.

아침에 볕 쬐기

아침에 볕을 쬐는 것은 잠을 완전히 깨고 일상생활을 적절히 하는데 도움이 됩니다. 빛은 눈의 망막에 있는 시세포에 의해 감지되어 전기신호로 바뀌는데, 이렇게 바뀐 신호는 뇌의 여러 곳, 특히 시신경 교차핵에 영향을 미칩니다. 시신경 교차핵은 대표적인 생체시계로 생체리듬을 조절하는 중요한 역할을 합니다. 따라서 아침에 쬐는 볕은 밤에 적절한 수면을 취하는 데에도 큰 도움이 됩니다. 가능하다면 아침에 짧은 산책을 통해 자연광을 받는 게 좋습니다. 또는 아침에 볕을 쬐는 기구를 이용하는 치료도 가능합니다.

규칙적인 일정

아침 일찍 일어나는 것은 규칙적인 수면 일정을 가지는 것과 관련이 있습니다. 가능하다면 매일 동일한 시간에 일어나고, 일정한 시간에 잠드는 것이 중요합니다. 성인일 경우, 일어나야 하는 시간보다 보통 7~8시간 전에 잠드는 것이 좋습니다. 자신의 수면 일정과 많이 다를 경우, 한꺼번에 일정을 바꾸는 것보다 30분 또는 1시간씩 서서히 바꿔가는 것을 권합니다.

올바른 수면 습관

잠들기 전에는 핸드폰이나 컴퓨터 사용을 자제하고, 읽기와 같은 차분한 활동을 하는 것이 좋습니다. 특히 최근 많은 사람들이 침실에서 핸드폰을 계속 하는 경우가 정말 많습니다. 핸드폰은 어두운 수면 환경에도 방해가 되고, 수면을 준비하는 뇌도 방해하기 때문에 수면 전에는 멀리 두는 것이 좋습니다. 또한 낮잠을 최소화하고, 잠들기 전에는 불면증 치료에도 사용하는 명상이나 근육을 이완하는 방법을 활용하는 것도 좋습니다.

적절한 운동

아침에 스트레칭과 같은 가벼운 운동은 뇌와 몸을 깨우고 활성화시킬 수 있습니다. 하지만 적절한 시간에 운동하도록 주의해야 합니다. 수면 전이나 밤늦은 시간에 과한 정도의 운동은 각성을 촉진하여 수면을 방해할 수 있으니 피하는 것이 좋습니다.

카페인과 알코올 섭취 조절

아침에 커피나 차를 마시는 것은 각성과 활력을 줄 수 있습니다. 그러나 오후 3시 이후나 저녁에는 카페인 섭취를 제한하는 것이 바람직합니다. 저녁과 늦은 밤에 알코올 섭취도 최소화하는 것이 좋습니다.

점진적 조절

현재 수면 습관에서 큰 변화를 기대하기보다는 점진적으로 조절해 나가는 것이 좋습니다. 일어날 시간을 조금씩 앞으로 당기고, 잠드는 시간도 점진적으로 조정해 나가면 됩니다.

환문명답

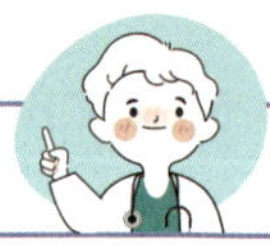

이러한 여러 방법들을 조합해서 조금씩 수면 습관을 개선하고 생체 리듬을 조절해 나가면, 수면 패턴을 아침형으로 바꾸는 데 도움이 됩니다. 그러나 개인의 상황과 생활환경에 따라 효과는 다를 수 있으므로, 다양한 시도를 통해 적합한 방법을 찾는 것이 중요합니다. 좋은 방법을 알게 되었을 경우, 일관성 있게 실천하면서 점진적으로 수면 일정을 조절해 나가기를 권합니다.

50

하지불안증후군은 왜 생기나요?

하지불안증후군은 무엇일까?

하지불안증후군은 다리를 움직이고 싶은 충동과 함께 다리의 불편한 느낌이나 불쾌한 감각이 동반되며, 움직이면 증상이 호전되고, 가만히 있을 때나 밤에 증상이 심해지는 점이 특징입니다. 하지 정맥류, 말초 신경병증 때문에 비슷한 증상이 생길 수 있는데 이와 같은 질환이 없는데도 위와 같은 특징적인 증상을 보일 때 하지불안증후군으로 진단하게 됩니다. 하지불안증후군은 다리에 문제의 원인이 있는 것이 아니라 뇌기능 이상으로 생기는 병이며, 여러 신경전달물질들이 하지불안증후군과 밀접하게 연관되어 있습니다.

하지불안증후군은 어떤 경우에 잘 생길까?

하지불안증후군은 우리나라 인구의 0.9~7.5%에서 나타나는 비교적 흔한 질환입니다. 남성보다는 여성에서 흔하며 연령이 증가함에 따라 더 많이 발생하고, 임신 중이거나 만성 콩팥병, 철분 결핍 빈혈이 있는 경우 하지불안증후군이 잘 생긴다고 알려져 있습니다. 임산부에게는 임신 후반기로 갈수록 더 흔하며, 출산 후에는 증상이 호전되는 경우가 많습니다.

하지불안증후군이 잘 발생하는 군

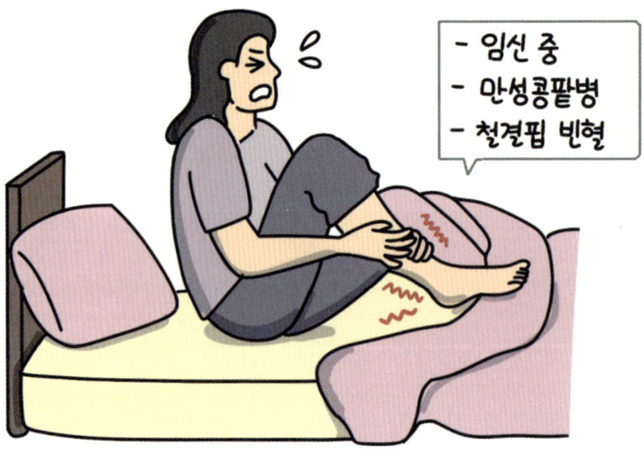

하지불안증후군은 왜 생길까?

철분 결핍과 함께 도파민, 아데노신, 글루탐산 등 여러 신경전달물질의 이상이 하지불안증후군의 발병에 관여하는 것으로 알려져 있습니다. 모든 하지불안증후군 환자들이 혈액검사상 철분 결핍이 동반되지는 않지만, 철분 결핍이 동반된 경우 철분 치료를 하면 증상이 호전될 수 있습니다. 따라서 하지불안증후군이 의심되면 혈액검사를 통해 철분 결핍이 있는지 확인하게 됩니다.

하지불안증후군에 동반되는 여러 신경전달물질의 이상 중에서 도파민 이상이 가장 잘 알려져 있습니다. 도파민의 작용은 밤에 가장 낮아지는데 하지불안증후군 증상이 밤에 특히 심해지는 것은 이 때문입니다. 도파민 작용을 증가시켜 주는 도파민 작용제가 하지불안증후군에 매우 효과적이며, 도파민 작용제는 원래 파킨슨증의 치료제로 만들어진 약이지만 하지불안증후군에도 사용되고 있습니다. 파킨슨증 환자는 하루 3회 복용하는 것과 달리 초기 하지불안증후군 환자는 낮에는 증상이 전혀 없고 밤에만 증상이 생기기 때문에 자기 전에 한 번만 약을 복용하면 됩니다.

하지불안증후군이 있으면 잠들기 전이 가장 힘들지만 잠든 이후에도 자주 깨는 경우가 많은데 아데노신, 글루탐산 이상이 그 원인으로 알려져 있습니다. 아데노신은 각성을 억제하는 역할을 해서 수면이 잘 유지되게 해주는데, 아데노신이 부족하면 수면 중 각성이 자주 일어나게 되어 수면의 질이 떨어집니다. 글루탐산은 뇌에서 흥분성 신호를 전달하는 물질로, 글루탐산이 과도하면 역시 수면 중 각성이 자주 발생하게 됩니다. α2δ 리간드 칼슘통로차단제는 글루탐산의 작용을 막아주기 때문에 하지불안증후군의 치료제로 사용되고 있습니다.

하지불안증후군 환자의 약 60%는 가족력이 있어 유전적 소인이

하지불안증후군의 발병에 중요한 역할을 한다고 볼 수 있습니다. 특히 비교적 젊은 나이에 발병하는 하지불안증후군 환자에게 유전적 영향이 큰데, MEIS1, BTBD9, TOX3 등 다양한 유전자들이 하지불안증후군과 관련되어 있는 것으로 알려져 있습니다.

환문명답

임신 중이나 만성 콩팥병, 철분 결핍 빈혈 등이 있는 경우 하지불안증후군이 많이 발생합니다. 철분 결핍과 도파민, 아데노신, 글루탐산 등 신경전달물질의 이상이 하지불안증후군의 발병에 관련되어 있고 유전적인 영향도 크다고 알려져 있습니다.

51

자려고 하면 다리를 차면서 깨요. 하지불안증후군인가요?

잘 때 다리에 생기는 이상증상이 모두 하지불안증후군은 아닙니다.

하지불안증후군은 흔한 수면질환으로 밤에 악화되는 다리를 움직이고 싶은 충동(urge to move)을 특징으로 합니다. 하지불안증후군의 증상 양상은 다양하여 '벌레가 기어가는 것 같다', '피가 잘 통하지 않는 것처럼 저리다'는 느낌 외에 통증, 화끈거림, 근육이 뭉치는 느낌 등을 호소하고, 다리에 주로 나타나지만 팔, 몸통 등 다른 부위에 증상이 나타나기도 합니다. 공통적인 점은 이러한 이상감각으로 다리 혹은 다른 부위를 '가만히 두지 못하겠는' 증상으로 이어진다는 점입니다. 움직이거나 털어주면 순간적으로 증상이 사라졌다가 움직임이 멈추면 다시 증상이 나타나기 때문에, 하지불안증후군 환자들은 끊임없이 움직이거나 걸어 다니고 싶은 충동을 느끼게 되며 잠에 들기 어렵게 됩니다.

하지불안증후군의 증상

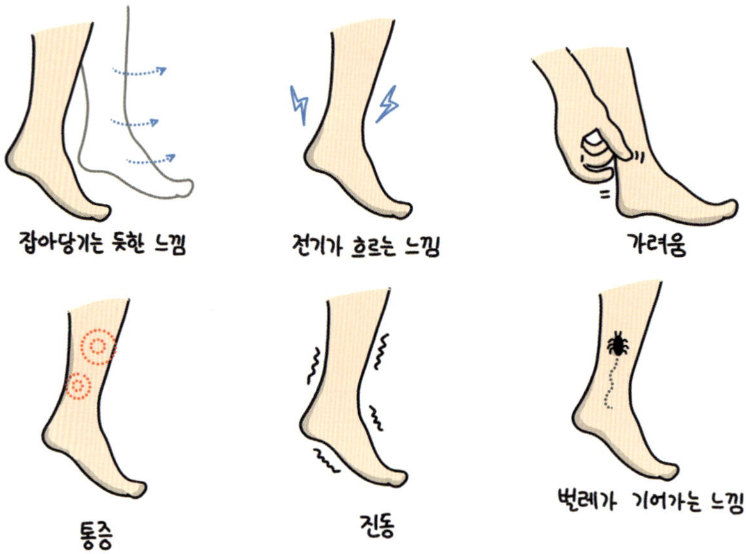

자려고 할 때 위에서 말한 이상한 증상들 때문에 다리를 가만히 두지 못하겠고 어쩔 수 없이 다리를 '스스로' 차는 것이라면 하지불안증후군일 가능성이 높습니다. 그러나 자려고 할 때 자신도 모르게 비자발적으로 다리가 '차지는' 것이라면, 이를 하지불안증후군의 증상으로 보기는 어렵습니다. 오히려 주기성 사지운동장애(periodic limb movement disorder)의 가능성이 있는데, 수면 중 사지(주로 하지)에 나타나는 불수의적 움직임이 수면 중 주기적으로 나타나는 질환입니다.

다리 움직임은 흔히 엄지발가락이 신전되면서 발목, 무릎의 굽힘이 동반되는 형태가 많으며, 수면 중 이러한 움직임이 발생해도 자신은 인지하지 못하고 계속 자는 경우도 많습니다. 그러나 이러한 주기사지움직임이 발생하면서 각성이 발생하고 이로 인해 수면의 개시나 유지를 방해한다면, 주기성 사지운동장애에 대한 정확한 진단과 치료가 필요합니다. 주기성 사지운동장애의 진단을 위해서는 수면다원검사를 시행하여 평균 시간당 15회 이상의 주기사지움직임을 확인해야 합니다. 그 외에 주기사지움직임은 앞서 살펴본 하지불안증후군에서도 흔히 동반되며(서양의 경우 80% 정도의 하지불안증후군 환자에게 주기사지움직임이 동반되지만 우리나라는 이보다 훨씬 낮다고 알려져 있음), 수면무호흡증에서도 잘 동반됩니다.

다시 질문으로 돌아와서, 다리를 차는 증상이 유독 잠이 들려고 할 때만 발생한다면, 수면놀람(수면움찔)의 가능성도 생각해봐야 합니다. 수면놀람은 수면 개시 때 몸 전체 혹은 일부가 갑작스럽게 수축하면서 발생하는 움직임이며, 떨어지거나 부딪히는 느낌 등의 감각 증상이 흔히 동반됩니다. 수업시간에 잠이 들었다가 몸이 움찔하여 민망하였던 적이 누구나 한번쯤 있을 것입니다. 이처럼 수면놀람은 정상인에서도 흔히 일어나는 생리 현상으로 누구에게나 발생할 수 있으며, 기전은 명확하지는 않으나 잠이 드는 과정에서 불안정하게 활성화되는 뇌줄기그물체에서 발생한 이상 신호에 의해 유발되는 것으로 생각됩니다.

수면놀람은 대부분의 경우 증상이 경미하고 수면을 방해하지 않아 스스로 자각하지 못하는 경우도 흔하지만, 카페인 또는 자극제 섭취, 수면 전 과한 신체 활동, 수면 부족, 스트레스에 의해 증상의 빈도나 강도가 심해질 수 있습니다. 따라서 질문의 경우처럼 수면놀람 때문에 잠이 들지 못한다면, 우선 생활 습관부터 교정해보기 바랍니다. 스트레스 요인을 관리하고, 일정한 시간에 자고 일어나며, 카페인을 끊고, 저녁 시간에 심한 신체 활동을 피하면 증상은 대부분 호전됩니다.

위의 경우처럼, 잘 때 생기는 다양한 다리 관련 증상들을 모두 하지불안증후군이라 오해하고 수면 클리닉에 내원하는 사람들을 흔히 봅니다. 아마 하지불안증후군이 상대적으로 흔하고 잘 알려진 진단이며, 무엇보다 진단명에 '하지'가 들어가기 때문이 아닐까 생각해봅니다. 그러나 잘 때 다리에 이상증상이 생긴다고 해서 모두 하지불안증후군인 것은 아닙니다. 위에서 살펴본 주기성 사지운동장애, 수면놀람 외에도, 잘 때 쥐가 나는 증상을 하지불안증후군으로 오인하고 잘못된 치료를 받는 사람들도 의외로 많습니다.

수면 관련 다리근육경련(leg cramp) 또한 수면을 방해하는 흔한 질환으로, 스트레칭, 마사지, 온열 요법 등이 도움이 될 수 있으며 심한 경우에는 약물 치료를 하는데 이 경우 하지불안증후군과는 전혀 다른 약물 치료를 하게 되므로 주의해야 합니다.

그 외 말초신경병, 허리디스크로 인한 하지의 신경통증도 야간에 악화되는 경향이 있으므로 이를 하지불안증후군과 혼동하지 않아야 하는데, 통증이 낮에도 있고 걸어 다닐 때도 호전되지 않는다면 하지불안증후군의 가능성은 낮아지게 됩니다. 따라서 하지불안증후군 의심으로 병원을 찾는 경우 자신의 증상을 자세하게 의사에게 설명하여 정확한 진단을 받아야 합니다.

환문명답

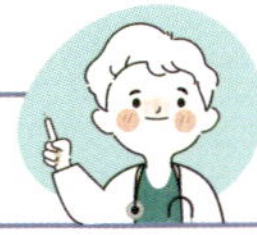

이상감각에 동반된 다리를 움직이고 싶은 충동으로 다리를 차는 것이라면 하지불안증후군일 수 있습니다. 그러나 불수의적 다리 움직임이 있는 경우에는 이를 하지불안증후군의 증상으로 보기는 어려우며 주기성 사지운동장애나 수면놀람 등의 질환을 의심해야 합니다. 이처럼 수면과 관련된 다리의 이상증상은 다양한 수면질환과 연관되어 있으므로 정확한 감별진단이 필요합니다.

52

밤에만 유독 다리가 아파서 잠을 못 잡니다. 왜 그런가요?

다리 통증은 다양한 원인으로 나타날 수 있습니다. 디스크, 척추관 협착증, 신경-근육 질환으로 나타날 수 있으며 때때로 말초혈액순환 장애로 나타날 수도 있습니다. 밤에만 다리 증상이 나타난다면 수면 장애를 의심해볼 수 있으며 대표적으로는 수면 관련 다리근육경련과 하지불안증후군이 있습니다. 이에 대하여 알아보겠습니다.

하지불안증후군과 다리근육경련

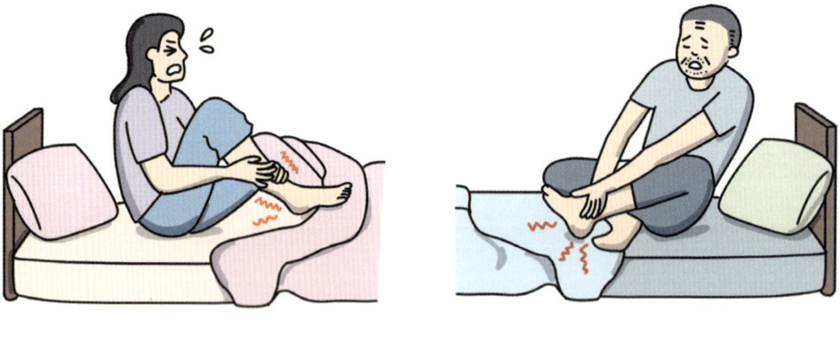

수면 관련 다리근육경련은 고통스러운 근육 수축, 통증 감각이 주로 취침 시간에, 때로 깨어 있거나 수면 중에 수 초 또는 수 분간 나타나게 됩니다. 수면 관련 다리근육경련은 흔해서 60세 이상의 1/3에서, 80세 이상의 절반가량에서 경험하는 것으로 알려져 있습니다. 근육 수축 시에 불수의적으로 종아리 또는 발의 작은 근육이 딱딱해지거나 고통을 느끼게 됩니다. 보통 스트레칭, 마사지로 수축이 풀립니다. 때때로 근육의 통증과 불편함이 근육 경련 후 수 시간 동안 지속되는 경우도 있습니다.

또한 근육 수축과 통증으로 잠들지 못하고 자주 깨기 때문에 불면증이 동반되고 낮에 졸리고 피곤할 수 있습니다. 선행요인으로 전해질 이상, 탈수, 격렬한 운동 및 피로, 또는 임산부에게 나타날 수 있어 이런 요인이 있다면 교정하는 것이 필요합니다. 대부분 약물 치료를 요하지 않으며 때때로 종합비타민 등 약물이 도움될 수 있습니다.

하지불안증후군은 밤에 자려고 가만히 누워 있을 때 다리 불편함, 불쾌한 감각이 동반되면서 다리를 움직이려고 하는 충동이 들게 됩니다. 대부분 다리의 불쾌한 감각은 벌레가 기어가는 느낌으로 말하지만 때때로 바늘로 찌르는 느낌, 다리 근육 속 깊숙이 무거운 느낌과 같은 통증으로 느끼는 경우도 있습니다. 대부분 앉아 있거나 누워 있을 때와 같이 쉬거나 가만히 있을 때 심해지고 다리를 움직이면 줄어들게 됩니다. 또한 이러한 증상은 밤에 심해지고 이로 인해 잠을 들기 어려운 경우도 많습니다.

하지불안증후군 진단은 증상을 바탕으로 하며 네 가지 특성을 만족하는 경우 진단할 수 있습니다.

1) 다리를 움직이고 싶은 충동

2) 움직이고 싶은 충동이 움직이지 않을 때 심해짐

3) 움직이고 싶은 충동이 걷거나 뻗을 때처럼 움직이면 완화

4) 움직이고 싶은 충동이 낮보다 저녁과 밤에 심해짐

하지불안증후군도 흔해서 우리나라 전체 인구의 4~7.5%를 차지하며 나이가 많을수록, 남성보다 여성에서 더 흔하게 나타납니다. 철분이 부족한 경우, 신장기능이 떨어진 경우 하지불안증후군이 나타날 수 있으며 파킨슨병, 말초신경병증, 당뇨병, 류마티스 관절염도 연관이 있다고 알려져 있습니다. 수면 관련 다리근육경련과 같이 스트레칭이 도움될 수 있으며 도파민 요법과 소량의 항경련제 치료가 증상 완화에 도움을 줄 수 있습니다.

환문명답

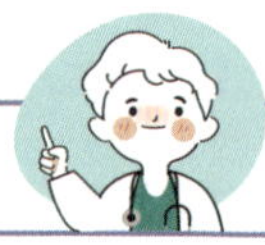

밤에 악화되는 다리 통증은 매우 흔한 증상으로서 수면질환 외에도 척추, 신경계, 혈관계 질환 등 다양한 원인에 대한 고려가 필요합니다. 밤에 다리 통증을 일으킬 수 있는 대표적인 수면질환은 수면 관련 다리근육경련과 하지불안증후군이 있습니다. 때때로 이 둘을 감별하기 쉽지 않아 스트레칭, 마사지로 증상 호전이 없고 지속되며 수면장애를 동반하는 경우, 전문의 진료 후 적절한 검사 및 약물 치료를 받는 것이 필요합니다.

53

하지불안증후군으로 진단받았는데, 요즈음은 증상이 좋아요. 약 안 먹어도 되나요?

하지불안증후군의 일차 치료는 약물 치료입니다. 하지만 하지불안증후군 약물을 수년 이상 장기간 복용하면 증상이 악화되는 부작용(augmentation)이 발생할 위험이 있습니다. 특히 프라미펙솔이나 로피니롤 성분의 도파민 작용제를 고용량으로 복용할 경우 그 위험이 높습니다. 증상 악화 부작용은 한번 발생하면 치료가 어렵기 때문에 예방이 최선이고, 이를 위해서는 도파민 작용제 복용을 최소화하는 것이 원칙입니다.

하지불안증후군 약물 치료는 증상을 조절하는 대증치료이기 때문에 증상이 잘 조절된다면 약물을 감량하거나 중단해볼 수 있습니다. 약물을 갑자기 중단하면 증상이 악화될 위험이 크기 때문에 천천히 감량하는 것이 좋습니다. 약물을 감량 또는 중단한 이후에 증상이 다시 심해진다면 불가피하게 약물 치료를 재개해야 합니다. 하지만 증상이 심하지 않고 발생 빈도가 주 2회 미만으로 드물게 발생하는 간헐적(intermittent) 하지불안증후군은 약물 치료가 필요하지 않습니다.

비약물적인 치료 방법으로는 반신욕이나 마사지, 스트레칭 등으로 하지불안증후군 증상을 완화시키는 방법이 있습니다. 혈액검사에서 철분이 부족한 경우 반드시 철분을 보충해야 합니다. 증상이 경미하거나 간헐적인 하지불안증후군은 철분 보충만으로 증상을 호전시킬 수 있습니다. 흡연, 알코올, 카페인 섭취 등 하지불안증후군 유발인자가 있는 경우에는 이를 피합니다. 항우울제나 도파민 길항제 성분의 소화제나 항정신병약들은 하지불안증후군을 유발시킬 수 있으므로 복용을 중단합니다.

간헐적으로 하지불안증후군 약물을 복용하는 방법도 있는데, 일반적인 하지불안증후군 약물 치료와는 다릅니다. 증상이 발생했을 경우 빠르게 해소하기 위한 약물로는 레보도파가 있습니다. 레보도파는 빈속에 복용하면 작용 시간이 15분 내외로 빠르다는 장점이 있지만, 증상 악화 부작용의 위험이 높기 때문에 복용 빈도가 주 2회 미만으

하지불안증후군의 비약물적 치료

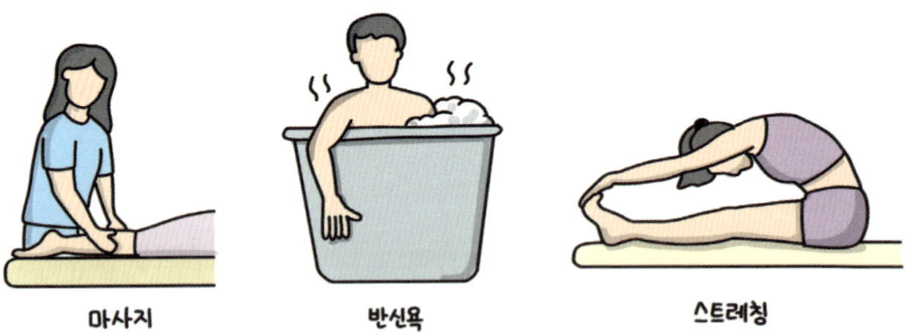

로 드문 경우에 한하여 조심스럽게 사용해야 합니다. 아편유사(opioid) 진통제인 코데인, 트라마돌도 하지불안증후군 치료 효과가 확립되어 있으며, 작용 시간이 빨라서 필요시 복용 약물로 사용할 수 있습니다. 반면에, 도파민 작용제(프라미펙솔 또는 로피니롤)는 복용 후 효과가 나타나는데 1~2시간 소요되기 때문에 증상이 발생한 이후 복용하는 것은 적절하지 않고, 장시간 비행기 탑승과 같이 증상 발생이 예측되는 상황에서 예방약제로 활용 가능합니다.

현문명답

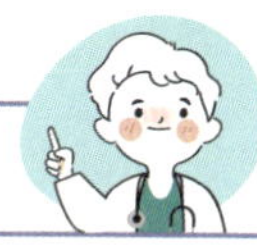

하지불안증후군이 약물 치료로 잘 조절되면 약물을 감량하거나 중단해볼 수 있습니다. 갑자기 중단하면 증상이 다시 심해질 위험이 크기 때문에 서서히 감량해야 합니다. 증상이 경미하고 주 2회 미만으로 드물게 발생한다면 다리 마사지, 스트레칭, 철분 보충, 위험인자 회피, 유발약제 중단 등 비약물 치료로 조절이 가능합니다.

54

하지불안증후군 치료로 도파민 제제를 먹고 있습니다. 도파민 제제 복용으로 파킨슨병에 걸리진 않나요?

파킨슨병이란?

파킨슨병은 안정 시 떨림, 근육의 강직, 몸이 느려지는 서동, 자세 불안정과 같은 증상이 서서히 진행하는 퇴행성 운동 질환을 말합니다. 운동을 제어하는 역할을 하는 중뇌의 흑질(substantia nigra) 내에 있는 도파민성 신경세포의 퇴행성 소실로 인해 발생하게 됩니다. 알파-시누클레인(alpha-synuclein)이라는 신경세포 내 단백질의 축적 및 응집으로 인해 발병하는 것으로 알려져 있습니다.

도파민 제제는 도파민 수용체에 결합하여 선조체와 흑질의 도파민 활동을 돕게 됩니다.

하지불안증후군 치료에 도파민 제제의 역할은?

도파민 제제 중 하지불안증후군 치료에 주로 사용하는 도파민 효현제(dopamine agonist)는 도파민 수용체에 결합하여 하지불안증후군 증상을 조절합니다. 파킨슨병 치료에도 도파민 효현제를 사용하는 경우가 있고, 하지불안증후군에서는 이보다는 낮은 용량을 사용하고 주로 자기 전에 복용하게 됩니다.

도파민 제제 복용 시 참고할 사항들은?

하지불안증후군에 사용하는 도파민 제제의 부작용으로는 구토, 졸음, 입마름, 다리 부종, 기립성 저혈압, 환각과 같은 증상이 있습니다. 그래서 약제를 낮은 용량부터 서서히 증량해야 합니다. 초기 증상 호전에 효과적이지만 장기간 사용하는 경우 간혹 증강 현상이 발생하는 경우가 있습니다. 이는 치료 전보다 증상의 발현이 발해지고, 더 일찍 증상이 나타나고, 증상이 나타나는 부위의 범위가 넓어지는 것을 말하며, 도파민 제제를 증량해도 증상이 잘 조절되지 않는다면 도파민 제제를 감량하며 다른 약제로 변경하는 것을 고려하게 됩니다.

도파민제제의 부작용

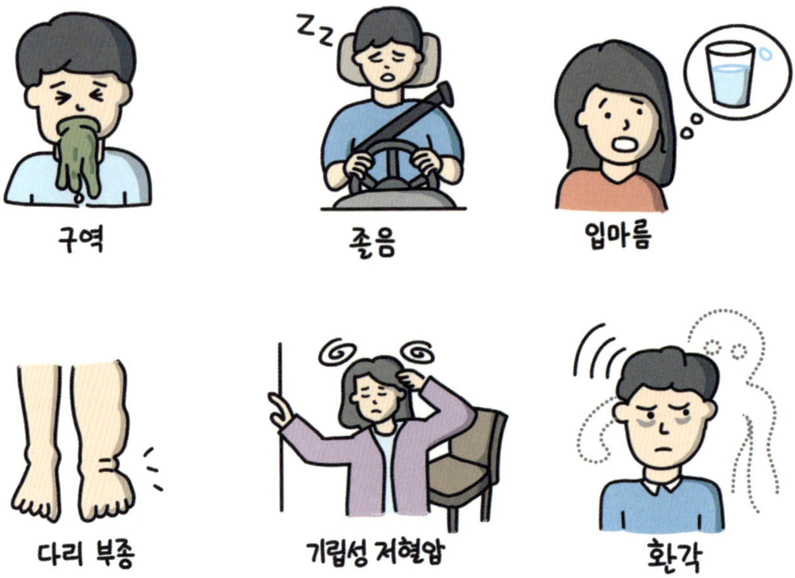

환문명답

도파민 제제는 하지불안증후군에서 효과적으로 사용할 수 있는 대표적인 치료 약물입니다. 파킨슨병은 도파민 신경세포의 소실로 발생하는 퇴행성 운동신경 질환으로 도파민 제제의 복용과는 연관성이 없습니다. 약제를 임의로 중단하거나 감량하는 경우 증상의 조절이 더 어려워집니다. 궁금한 점이 생기면 주치의와 상담하여 하지불안증후군에 대해 적절한 치료를 받는 것이 좋습니다.

55

평소에 너무 많이 자는데 수면 검사가 필요한가요?

이렇게 많이 자는데, 기면병일까?

방학이 되면, 초중고생 자녀가 너무 많이 잔다고 수면 클리닉을 찾는 부모들이 많습니다. 사춘기부터 저녁형 크로노타입(chronotype)이 되기도 하고, 학원과 자습 등을 마치고 귀가하는 시간이 늦어지다 보니 취침 시간도 덩달아 늦어져서 자연스럽게 아침에 제시간에 못 일어나는 경우도 많습니다. 그래서 보상적으로 주말에는 오후 늦게까지 자는 경우도 흔합니다. 방학이 되면 취침 시간이 더 늦어지고 불규칙하게 되니 주말뿐만 아니라 주중에도 정오나 오후까지 자는 자녀의 모습을 보면서 부모들은 답답함을 느끼게 됩니다.

먼저 너무 많이 잔다는 것에 대한 정의가 필요합니다. 2021년 미국수면협회 권고안에 따르면, 초등학생은 평균 9~11시간을, 중고등학생에 해당되는 14~17세는 8~10시간의 밤잠이 필요합니다. 18~25세 성인도 일 7~9시간의 수면 시간이 뇌 건강, 정신 건강, 신체 건강을 위해 필요합니다. 그런데 과연 우리 자녀들이 그 정도의 수면을 매일 취하고 있을지부터 생각해봐야 합니다. 이를 위해 무엇보다 실제 몇 시간을 자고 있는지 정확한 기록이 필요합니다.

수면일기를 작성하는 방법도 있으나, 스마트워치와 같은 웨어러블을 14일 이상(최소 7일) 착용하여 주중과 주말을 포함한 매일의 수면 시간과 수면 시간대를 확인해야 합니다. 청소년기와 청년기에서는 '지연위상수면증후군(극단적인 저녁형 크로노타입, 원하는 시간에 잠들지 못하여 늦게 자고 늦게 일어나게 되어 일상생활에 지장을 초래함)'이나 '불규칙한 수면-각성 증후군'에 의해 마치 너무 많이 자고 있는 것처럼 느껴지는 경우가 가장 흔합니다. 대개 이 연령대는 수면 품질을 떨어뜨리는 수면질환(수면호흡장애, 주기적 다리떨림증 등)이 거의 없기 때문에 수면 시간대만 제시간으로 조정해주고 충분한 수면 시간을 갖도록 한다면 별문제 없이 호전되는 경우가 많습니다.

만일 객관적인 데이터에서도 청소년의 경우 11시간 이상, 성인의 경우 9~10시간 이상을 자고 있음이 확인되면 어떻게 해야 할까요? 우선, 그렇게 길게 자고도 주간 졸림증이 있는지를 알아봅니다. 가장 손쉽게 엡워스 졸림지수(Epworth sleepiness scale)를 작성하여 10점 이상인지 확인하면 됩니다. 만일 10점 미만이라면 주간 졸림증이 없는 상태이므로 롱 슬리퍼에 해당되어 질병이 아니며, 다른 사람들에 비해 수면 시간이 좀 더 필요한 경우에 해당됩니다.

그런데 졸림지수가 10점 이상으로 높다면 수면 품질을 확인해봐야 합니다. 이때 필요한 것이 야간 수면다원검사입니다. 자고 있는 동안 수면 단계, 각성 횟수, 깨는 이유 등을 밝혀줍니다.

성인의 경우, 중등도 이상의 수면호흡장애가 가장 흔한 수면의 질을 떨어뜨리는 원인이 됩니다.

만일 수면 시간이 충분히 길어도 늘 졸려한다면, 중추성 수면과다증을 의심해볼 수 있습니다. 중추성 수면과다증에는 탈력발작(감정 변화가 있을 때 몸의 일부 혹은 전체의 힘이 일시적으로 빠지는 증상), 취침 직전 혹은 기상 직후 환각증상(보이거나 들리거나 느껴지는), 수면마비(가위눌림), 생생한 꿈 등이 동반되는 기면병(NT1)이 있고 그런 동반 증상 없이 졸리기만 한 기면병(NT2)이나 특발성 수면과다증이 있습니다. 그러나 중추성 수면과다증은 한국인에 있어서 10만 명당 20~50명 정도의 유병률을 갖고 있는 매우 드문 질환이기 때문에 다른 질환을 다 배제한 후 마지막으로 의심해야 합니다.

많이 자는 것, 어떻게 치료할까?

치료를 위해서 다음의 질문에 대한 답을 먼저 해야 합니다.

1. 연령을 감안하여 충분한 수면의 기회를 갖고 있는가?
2. 주중/주말, 근무일/휴일, 학기/방학기간 동안 수면 시간대와 수면 시

간은 규칙적인가?

3. 수면 시간대가 적절한가? (너무 늦거나 너무 이르진 않은가?)

1번의 질문에 '아니오'를 한다면 당연히 매일 충분한 수면 시간을 갖도록 해야 합니다.

2번과 3번의 질문에 '아니오'를 했지만 제시간에 자기 어려워한다면, '야간의 멜라토닌 복용과 아침의 밝은 빛 치료'와 같은 의료적 중재를 받아야 합니다.

1,2,3번의 질문에 모두 '예'를 했음에도 낮에 졸리다면(엡워스 졸림지수 10점 이상), 야간 수면다원검사를 통해 수면의 질을 떨어뜨리는 질환을 찾아 이에 대한 치료를 해야 합니다.

또한 낮에도 졸리고, 탈력발작과 같은 기면병 증상이 동반되었다면 야간 수면다원검사와 다음 날 낮잠검사(다중수면잠복기검사)를 시행하여 중추성 수면과다증을 진단하여, 결과에 따라 중추신경 각성제 등을 복용해야 합니다.

마지막으로, 기분장애의 발생 혹은 악화로 인해 침상에 오래 누워 있어서 오히려 수면의 질을 떨어뜨릴 수 있습니다. 정신과적 중재가 필요한 시점입니다.

스마트워치와 같은 웨어러블을 이용한 수면 패턴 분석

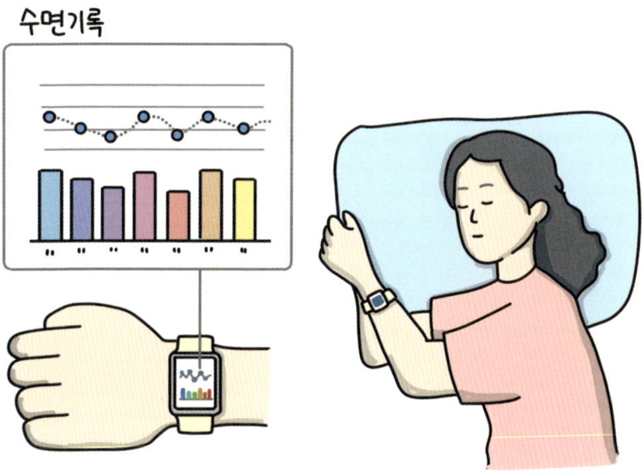

환문명답

너무 많이 잔다고 평가하려면 객관적인 수면 기록이 필요합니다. 스마트워치와 같은 웨어러블 착용 또는 수면일기를 14일 이상(최소 7일) 작성하여 매일의 수면 시간과 수면 시간대를 확인합니다. 연령을 감안하여 수면 시간이 충분한지, 너무 늦게 자서 늦게 일어나는 게 아닌지 판단할 수 있습니다. 특히 주간 졸림증의 정도로 자신에게 적정한 수면 시간인지 평가합니다. 수면다원검사 또는 다중수면잠복기검사와 같은 수면 클리닉에서 진행하는 수면 검사는 위의 평가를 완료한 후 필요에 따라 선택적으로 시행하게 됩니다.

56

잠을 많이 못 자면 치매에 걸리는 거 아닌가요?

수면은 뇌의 기능에 어떤 역할을 할까?

깊은 단계의 수면으로 알려진 서파수면은 학습한 정보를 장기 기억으로 전환하는 데 중요한 역할을 하고, 렘수면은 창의력과 문제 해결력에 관련된 기억을 강화하는 데 주된 역할을 하는 것으로 알려져 있습니다. 서파수면과 렘수면은 수면의 주요한 단계로 각 수면 단계가 적절하게 반복되면서 다음 날 학습 및 기억력에 긍정적인 영향을 주게 됩니다. 수면 중에는 '글림프 시스템'을 통하여 뇌에서 베타 아밀로이드, 타우와 같은 독성 단백질이 제거됩니다. 이 시스템은 깊은 수면 동안 뇌의 세포 사이 공간이 확장되어서 뇌척수액의 자유로운 이동을 촉진하게 되며, 이 과정을 통해 뇌의 노폐물이 효율적으로 제거되어 치매와 같은 신경퇴행성 질환의 위험을 줄일 수 있다고 알려져 있습니다. 노폐물을 적절하게 배출하는 '글림프 시스템'의 작동 과정은 뇌 건강을 유지하는 데 필수적입니다.

수면은 신경세포의 회복 과정에도 중요합니다. 수면 중에는 신체와 뇌의 수리와 복구 과정이 활성화되는데 낮 동안 손상된 세포들이 복구되고 재생됩니다. 이러한 과정은 학습이나 기억에 필수적인 뇌의 신경회로를 강화하게 되고, 이를 통해서 인지기능은 유지됩니다. 깊은 수면은 감정 조절에도 주요한 역할을 합니다. 수면 중에는 뇌의 신경전달물질이 활발하게 조절되는 과정을 거치면서 감정 처리와 반응성을 향상시킵니다. 이 과정은 정서적인 안정성을 유지하고 불안과 우울감을 감소시키는 데 기여합니다.

수면이 부족하면 치매에 걸릴까?

수면과 치매는 밀접한 관련이 있습니다. 글림프 시스템을 통한 독성 물질 배출 능력이 저하되어 베타아밀로이드가 뇌에 쌓여서 발생하는 질환이 잘 알려진 알츠하이머병입니다. 이 외에도 수면무호흡증으로 수면 중 반복적인 호흡 중단이 일어나 뇌와 신체에 적절한 산소 공급이 낮아져 치매 발병 위험을 증가시킬 수 있습니다. 따라서 수면무호흡증의 적극적인 치료는 치매 예방의 주요한 전략 중 하나입니다. 수면 부족은 스트레스 호르몬 조절과도 관련이 있습니다. 수면 부족은 우울, 불안을 유발하고, 뇌의 염증 반응을 증가시키며, 뇌내 독성 단백질의 제거 능력을 떨어뜨립니다. 이러한 변화는 뇌 구조와 기능에 부정적인 영향을 주어 인지기능 저하 및 치매 발병 위험을 높일 수 있습니다.

수면 상태와 깨어있는 상태에서의 뇌 활동과 노폐물 제거 과정

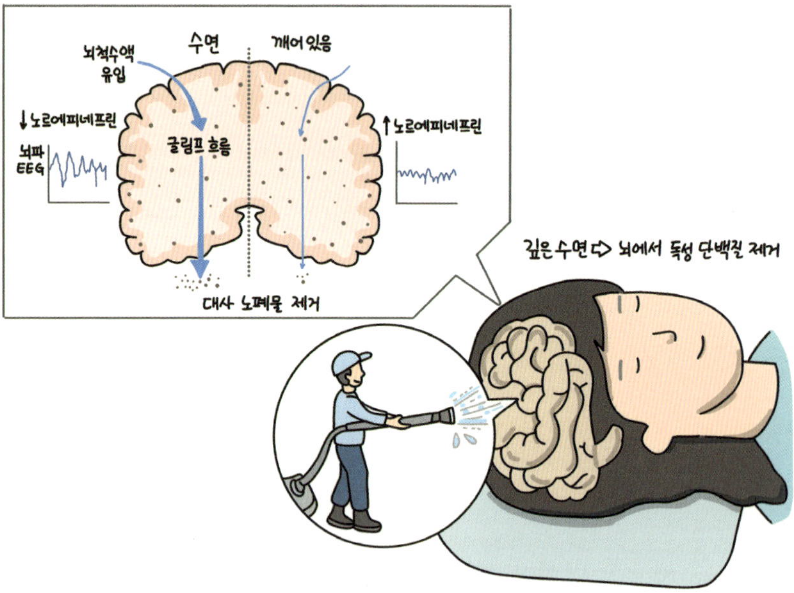

치매를 막는 건강한 수면 전략이 있을까?

치매를 막기 위한 건강한 수면 전략을 소개합니다. 기본적으로 숙면을 위한 전략과 중복되기도 합니다.

첫째, 같은 시간에 잠들고 일어나는 규칙적인 스케줄을 유지합니

다. 건강한 스케줄을 유지하는 것은 불면증 개선뿐만 아니라 치매 예방에도 중요합니다.

둘째, 수면 공간의 온도, 습도, 조도를 조절합니다. 최대한 어둡고, 사계절 한결 같은 온도와 적절한 습도를 유지하도록 관리하는 것은 수면 환경의 기본입니다.

셋째, 낮에 건강한 햇볕을 쬡니다. 낮 동안 적절한 햇빛 노출은 기분, 기억력, 집중력, 수면의 질에 긍정적인 영향을 주는 것으로 알려져 있습니다. 이는 숙면뿐만 아니라 치매에도 긍정적입니다.

넷째, 잠들기 전 전자기기 사용을 줄입니다. 이는 수면 호르몬인 멜라토닌 생성과 분비의 과정을 방해하지 않도록 합니다. 멜라토닌 호르몬이 잘 분비되도록 하는 것은 수면과 기억력 유지에 모두 필요합니다.

다섯째, 지속적으로 적절한 운동을 합니다. 규칙적인 낮 운동과 잠들기 전 가벼운 스트레칭은 수면과 뇌 건강을 위하여 긍정적입니다. 이러한 노력은 수면의 질을 향상시키고 뇌 건강을 유지하여 치매 발병 위험을 줄이기 위한 중요한 전략입니다.

한문명답

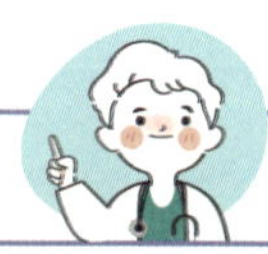

깊은 수면은 뇌에서 독성 단백질을 제거하는 데 중요한 역할을 합니다. 따라서 잠을 충분히 자지 못하는 경우 이 과정이 방해되어 치매 발병 위험이 증가할 수 있습니다.

57

수면제나 불면증약을 먹으면 치매가 빨리 오는 것 아닌가요?

수면제, 왜 문제가 될까?

불면증이 만연해 있는 현대 사회에서 건강한 수면에 대한 관심과 요구는 나날이 증가하고 있습니다. 불면증은 그 양상, 원인, 유병 기간 등 삼고자 하는 기준에 따라 다양하게 나눌 수 있습니다. 양상에 따라서는 수면의 개시가 잘 안 되는 개시 불면증, 유지에 어려움을 겪는 유지 불면증, 원치 않게 이른 아침에 깨게 되는 후기 불면증으로 나눌 수 있습니다. 원인에 따라서는 유발 요인이 명확하지 않은 일차성 불면증과 다른 유발 요인이 존재하는 동반성 불면증으로 나눌 수 있습니다. 유병 기간에 따라서는 3개월 이상인 경우를 만성 불면증이라고 합니다. 이러한 분류 기준에서 알 수 있듯 불면증은 그 양상이나 원인에 따라 다르게 접근해야 하는 질환입니다. 따라서 자세한 문진과 진찰을 통해 맞춤치료를 계획해야 합니다.

불면에 시달리는 사람들은 대개 빠르고 편한 해결책으로 수면제를 복용하길 희망합니다. 그러나 수면제를 복용했을 때 안락한 수면을 취할 수 있다는 것은 쉬 떠올리면서도, 장기간 복용했을 때 발생할 수 있는 잠정적 해로움은 종종 간과하게 됩니다. 그 일환으로 화제가 된 것이 바로 수면제의 장기 복용이 치매의 유발 요인으로 작용하지 않을까 하는 우려입니다. 치매는 후천적으로 인지기능이 저하되어 독립적으로 일상생활을 영위하지 못하게 된 상태를 말하며, 이를 유발하는 원인은 매우 다양합니다.

우리가 흔히 말하는 수면제는 벤조디아제핀 계열의 약과 비벤조디아제핀 계열의 약으로 나눌 수 있습니다. 비벤조디아제핀 계열의 약에는 벤조디아제핀 수용체에 작용하는 약, 멜라토닌 수용체에 작용하는 약, 히스타민 수용체에 작용하는 약, 오렉신 수용체에 작용하는 약이 있습니다. 그 외 졸음을 유발하는 일부 항우울제나 항불안제, 소위 감기약으로 불리는 항히스타민 성분이 포함된 약물이 수면 유도를 위해 사용되기도 합니다. 이들 중 벤조디아제핀 계열의 약물이 가장 많이 사용되고 있으며, 치매 등 인지기능 저하와의 연관성이 거론되는 주요 약물도 바로 이 벤조디아제핀 계열의 수면제입니다.

벤조디아제핀 계열의 수면제가 치매 등 인지기능 저하를 유발할 수 있다는 가능성에 대해, 그동안 많은 연구가 진행되어 왔으나 결과가 일관적이지 않아 정답을 알지는 못합니다. 즉, 연관성이 있다는 연구도 있고, 없다는 연구도 있어 인과관계에 대한 증명이 확실히 되지는 않은 상태입니다. 그러나 연관성이 있다는 연구가 좀더 많은 것으로 알려져 있습니다. 이처럼 상충되는 연구 결과는 연구대상자, 대상자를 관찰한 기간, 수면제의 종류 및 복용량, 총 복용 기간, 연구방법의 차이 등에 기인할 것으로 생각됩니다.

벤조디아제핀 계열의 약물은 억제성 신경 신호를 유발하는 수용체에 결합하여 각성을 줄이고 수면을 유발합니다. 그러나 얕은 잠 위주의 잠을 자게 만들어 수면의 질을 떨어뜨릴 수 있고, 코골이나 수면무호흡이 있는 사람에게는 이를 더 악화시킬 수 있습니다. 뿐만 아니라 내성 및 의존성이 발생할 수 있고, 체내에 오래 머무는 약의 경우 약효가 다음 날 주간 시간까지도 지속될 수 있어 일상생활에 지장을 줄 수 있습니다. 이 때문에 정상적으로 두뇌 활동을 해야 할 시간대에도 뇌가 충분히 활성화되지 못해 기능이 저하될 수 있으며, 이런 패턴이 장기간에 걸쳐 반복되면 인지기능이 떨어질 수 있습니다.

주간 졸림증은 사고에 따른 신체 손상의 위험도 높이며, 외상에 의해 뇌 손상이 발생할 경우 인지기능 저하가 동반됩니다. 코골이나 수면무호흡의 악화 또한 직간접적으로 인지기능을 저하시킬 수 있습니다. 벤조디아제핀 계열의 약물 중 반감기(어떤 물질의 양이 처음의 반으로 줄어드는 데 걸리는 시간)가 긴 약일수록, 복용 기간이 길수록, 복용량이 높을수록 인지기능 저하가 촉진되는 것으로 알려져 있습니다. 벤조디아제핀 계열의 약물은 아니지만 유사한 기전으로 작용하는 졸피뎀이라는 약도 장기간 복용할 경우 인지기능이 떨어질 수 있어 주의를 요합니다.

수면제 장기 복용, 어떻게 줄여나가야 할까?

일반적으로 수면제는 급성으로 발생한 불면증을 조절하는 데 한하여, 단기간(1개월 이내)만 사용하는 것이 좋습니다. 만약 불면증이 수개월째 지속되고 있는 상황이라면 이는 근본적으로 수면제 복용으로 해결할 수 있는 문제가 아니라고 봐야 합니다. 이 경우 일차적으로 인지행동치료가 이뤄져야 하고, 여기에는 수면에 대한 잘못된 믿음과 수면을 방해하는 습관을 교정하는 것이 포함됩니다.

이미 복용하고 있는 수면제는 한 번에 중단할 경우 그 반동으로 불면증이 악화될 수 있으므로 소량씩 단계적으로 줄여나가야 합니다. 혹 우울이나 불안 때문에 잠들기 어려운 경우, 수면제보다는 해당 심리 상태를 조절하기 위한 항우울제나 항불안제를 복용하는 것이 보다 근본적인 치료라고 할 수 있습니다. 그리고 불면증을 유발할 수 있는 다른 수면장애의 동반 유무도 꼭 확인해봐야 합니다.

수면제의 안전한 복용

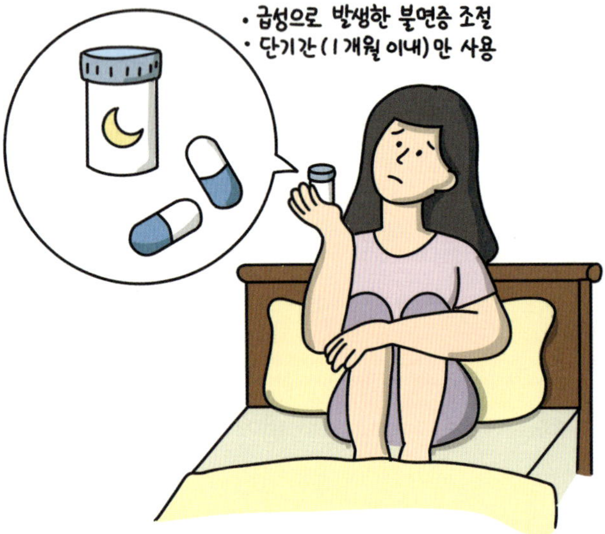
• 급성으로 발생한 불면증 조절
• 단기간(1개월 이내)만 사용

환문명답

불면증은 남녀노소 누구에게나 발생할 수 있으며 원인별로 치료 계획을 달리 세워야 하므로 일괄적인 수면제 복용은 근본적인 해결책이 될 수 없습니다. 이러한 수면제 중 특히 벤조디아제핀 계열의 약물은 장기간 복용할수록, 고용량을 복용할수록, 반감기가 긴 약일수록 인지기능을 떨어뜨릴 수 있습니다. 그러므로 수면제를 장기간 복용하고 있다면 전문가와 상담하여 정확한 진단 및 적절한 치료를 받는 것이 좋습니다.

6장

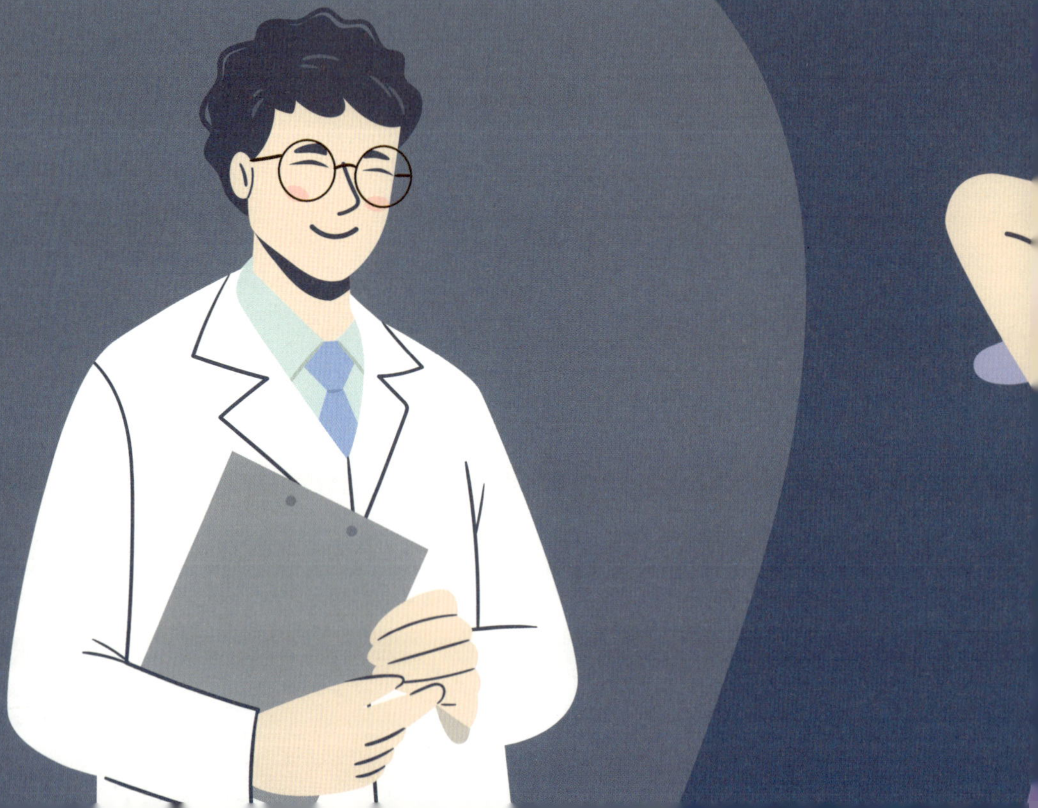

음식과 약물

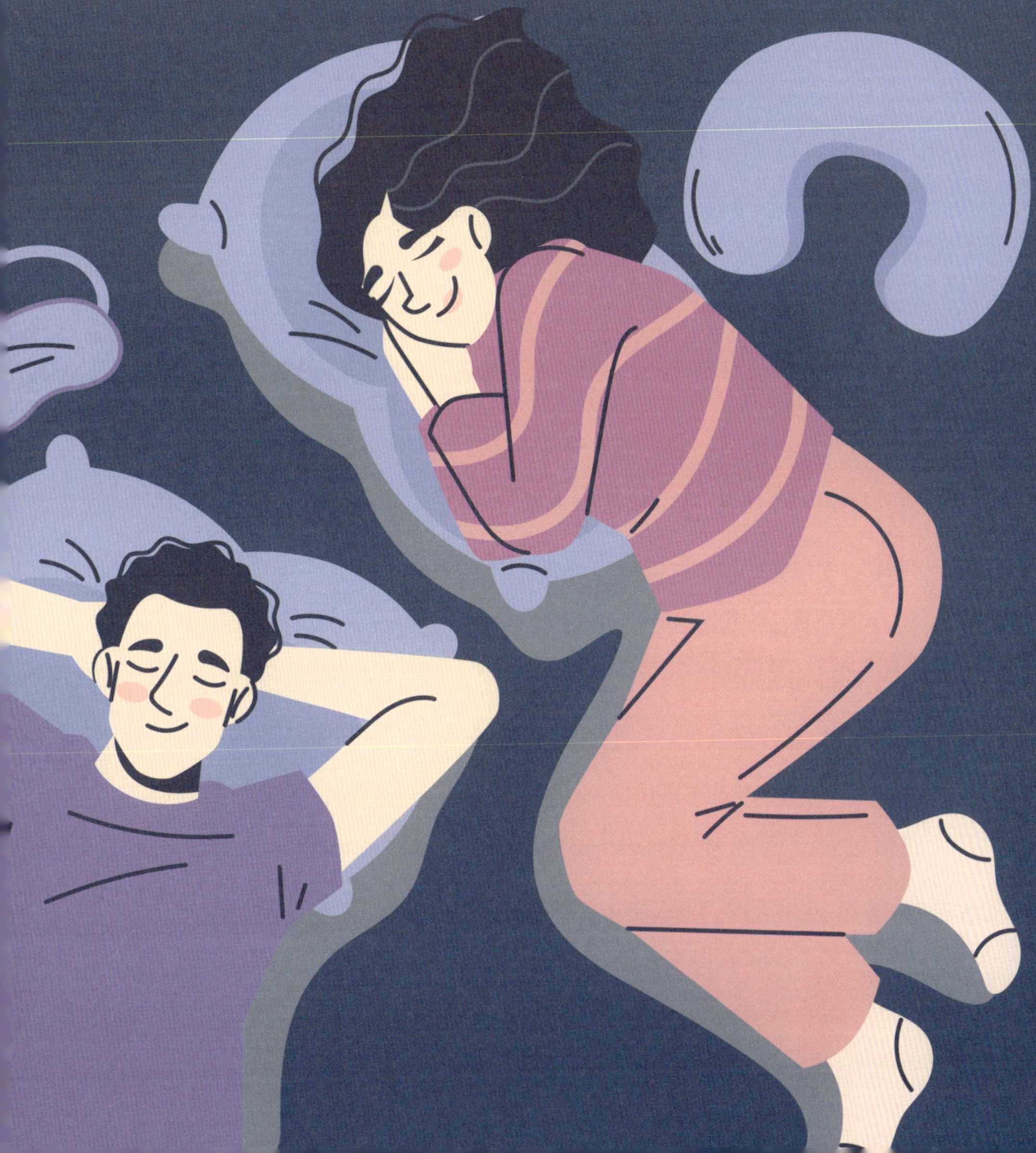

58

수면제와 수면유도제 차이가 뭐지요? 둘 중에 어떤 게 몸에 더 나쁜가요?

원칙적인 용어상 수면유도제와 수면제의 차이는 없습니다. 다만, 일반적으로 약국에서 처방 없이 사는 수면제를 수면유도제로 통칭하고, 병원에서 처방받은 약을 수면제로 부르고 있어 정확한 구분은 아닙니다. 불면증에는 잠들기가 어려운 수면개시불면과 중간에 자주 깨거나 자다가 깬 후 잠들기가 어려운 수면유지불면이 있습니다. 수면개시가 어려운 사람에게는 수면 유도에 도움이 되는 작용 시간이 짧은 수면제를, 수면 유지가 어려운 환자는 작용 시간이 긴 편인 수면제를 처방하게 됩니다.

약국에서 판매하는 처방전 없이 살 수 있는 수면제는 항히스타민 제제로 독실아민과 디펜히드라민이 있으며 공인된 수면제는 아니나 졸리게 만드는 진정 효과가 있어 불면에 사용하게 됩니다. 효과가 아주 좋진 않고 입이 마르거나 변비 등의 부작용이 있을 수 있고, 작용

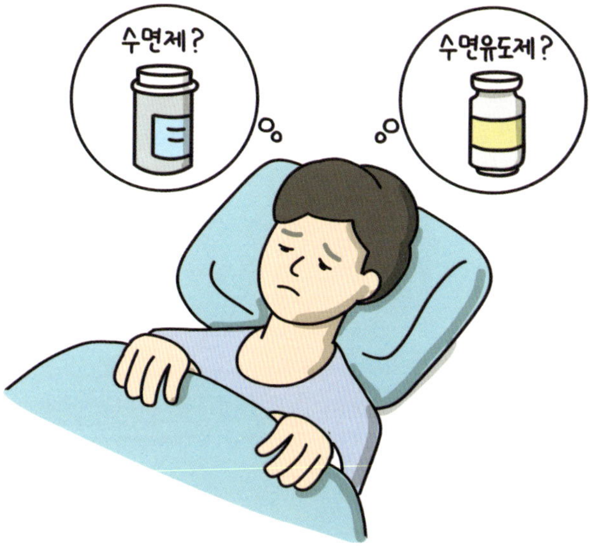

시간이 길어 오전에도 졸릴 수 있습니다.

병원에서 처방받는 수면제는 식약청에서 공인한 수면제 및 수면제는 아니나 수면 유도 및 유지에 영향을 주는 안정/진정 효과가 있는 약들을 넓은 의미에서 수면제로 포함시키고 환자의 증상에 따라 맞는 약을 사용하게 됩니다. 벤조디아제핀 계열의 안정 효과가 동반된 수면제나 안정 효과는 없고 수면 유도 및 유지 효과만 있는 비벤조디아제핀 계열의 약물들이 포함되어 있습니다. 환자의 증상에 따라 수면 개시가 힘든 경우에는 수면 유도에 주로 도움이 되는 작용 시간이 짧은 수면제를 쓰거나 불안이 심한 경우는 안정 및 이완기능이 있는 안정/진정제를 사용하기도 합니다. 병원 처방 수면제나 약국 수면제들 모두 습관이 되거나 내성이 생길 수 있습니다. 그리고 모든 약에는 부작용이 있으므로 부작용이 생기는지 모니터링하면서 단기 또는 장기

수면제를 사용하거나 또는 장기적으로 사용하게 되는 경우, 불면증에 대한 행동치료 및 불면증의 원인을 알기 위한 추가 검사가 필요할 수 있습니다. 불면증에 대한 정확한 상담과 함께 적절한 약물 복용이 필요합니다.

환문명답

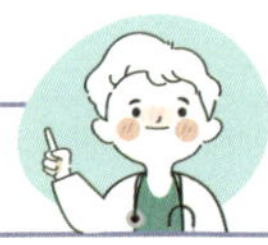

원칙적인 용어상 수면유도제와 수면제의 차이는 없습니다. 수면제는 수면 개시(유도)에 도움을 주는 짧은 작용 시간을 가진 약과 수면 유지에 영향을 주는 비교적 긴 작용 시간을 가진 약으로 나눌 수 있고, 증상에 맞춰 약을 처방하게 됩니다. 모든 약들은 부작용이 있을 수 있고 습관이 되거나 내성이 생깁니다. 불면증에 대한 정확한 상담과 부작용이 생기는지 점검하면서 함께 적절한 약물 복용이 필요합니다.

59

수면제가 아니라 왜 우울증약이나 정신과약을 처방하나요?

각성 상태는 두 가지의 신경 연결로 유지됩니다. 하나는 뇌간을 시작으로 하여 시상을 경유하여 대뇌피질로의 연결되는 경로(thalamocortical pathway)가 있고, 다른 하나는 시상을 경유하지 않고 뇌

뇌의 각성회로

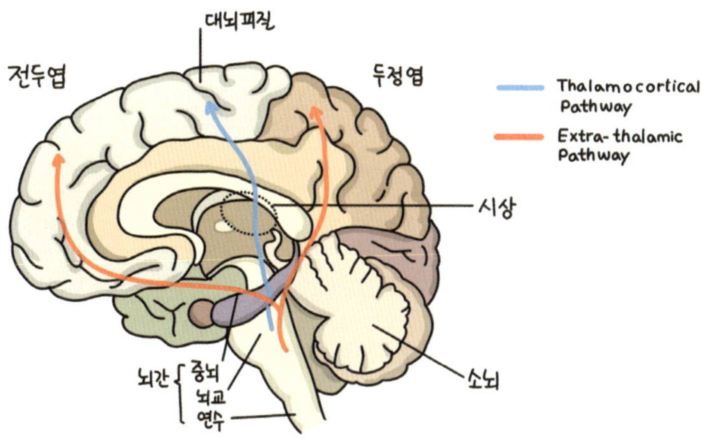

간을 시작하여 전두엽과 두정엽으로 연결되는 신경회로(extra-thalamic pathway)가 있습니다.

각성에 관계된 신경전달물질

각성을 유지하는 신경회로들은 여러 가지 신경전달물질로 구성되어 있습니다. 노르아드레날린(noradrenaline), 세로토닌(serotonin; 5-HT), 아세틸콜린(acetylcholine), 도파민(dopamine), 히스타민(histamine) 등이 그 예입니다.

상기도 감염이나, 감기 증상이 있을 때 항히스타민제를 처방받아서 복용하면 졸릴 수 있다는 것은 일반인 수준에서도 널리 알려져 있는 사실입니다. 위에 언급된 각성과 연관된 신경전달물질을 적절하게 차단한다면 졸리는 효과가 있습니다. 이러한 효과는 낮에 일하고 집중을 해야 하는 상황에서는 나쁜 부작용일 수도 있으나, 밤에 숙면을 취하지 못하는 불면증 환자에게 복용한다면 긍정적인 효과가 될 수도 있는 것을 의미합니다. 실제로 항히스타민제 성분 중에 하나인 독세핀(doxepin)의 경우 불면증 치료제로 사용되고 있습니다.

신경전달물질 중에서 노르아드레날린은 삼환계 항우울증약제(TCA; tricyclic anti-depressant)를 통하여 차단할 수가 있고, 세로토닌은 선택적 세토로닌차단제(SSRI; selective serotonin reuptake inhibitor)를 통하여 각성에 연관된 신경전달을 조절할 수 있습니다. 하지만 약리학적으로 이것들은 항우울증 약제로 분류됩니다. 실제로 정신건강의학과에서 우울증 환자를 대상으로 많이 처방하는 약제입니다. 하지만 수면질환을 치료하는 의사들이 수면제 복용 여부, 환자의 정서 상태 및 신경병성 통증의 동반 여부를 고려하여 처방을 하기도 합니다.

심지어는 이와 같은 비슷한 이유로 조현병과 같은 정신질환자들에게 사용하는 항정신병제제(antipsychotics agent)도 수면질환에 처방하기도 합니다. 각성에 관계된 신경전달물질 중에서 세로토닌과 도파민을 동시에 차단하는 올란자핀(olanzapine)과 쿼티아핀(quetiapine) 등의 경우 건강한 성인에게서 수면을 개선시키는 효과가 있는 것이 확인되었습니다. 제한된 상황이지만 항정신병제제들도 일시적인 불면증에 사용되기도 합니다.

수면질환의 약물 치료는 여러 가지 측면을 고려한다

이러한 약물 처방은 수면제 혹은 불면증 관련 약제를 처방하는 의사의 재량으로 해당 환자의 정서적인 상황이나 불안 상태 혹은 정신질환의 동반 여부를 고려하여 판단하는 경우가 많습니다. 예를 들면 벤조디아제핀계열(benzodiazepine)의 경우 트리아졸람(triazolam), 플루라제팜(flurazepam), 에티졸람(etizolam) 등은 정신적인 의존 및 신체적인 의존이 발생할 가능성이 있습니다. 이를 장기적으로 복용하는 환자는 약물에 의한 의존이 발생할 수 있음으로 불면증 환자에게서 벤조디아제팜 계열이나 Z-약물(Z-drug) 이외의 기전이 다른 약제를 적절하게 사용하는 것이 필요합니다.

일반인들에게도 많이 알려진 졸피뎀은 일부 연구에서 장기적으로 복용할 경우 자살 사고의 위험이 높아진다는 연구 보고도 있고, 수면 중 이상행동을 유발한다는 증례 보고들이 확인되었습니다. 환자의 정서적인 상태를 고려하지 않고 무조건 졸피뎀 처방을 하는 것은 지양해야 한다는 의료계 내부의 의견도 있습니다.

다른 차원의 이유는 우울증, 불안증을 비롯한 정신과 질환들이 수면장애를 동반하고 있는 경우가 상대적으로 흔하고, 종종 인과관계가 의심되는 역학 연구들이 많기 때문입니다. 우울증 환자의 경우 약 70%가 불면증이 동반되어 있으며, 외상후스트레스장애 환자나 약물을 남용하는 환자에게서도 꽤 높은 수준으로 불면증이 동반되어 있는 경우가 많습니다.

환문명답

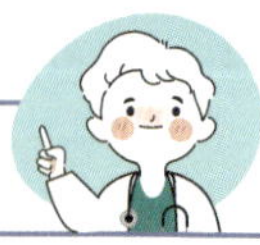

수면제는 약리적으로 그 기전이 다양합니다. Z-약물을 포함하여 항히스타민제, 항우울 약제, 항정신병 제제가 있을 수 있습니다. 이러한 약제 처방은 환자의 수면제 관련 복용력, 벤조디아제핀 의존도, 그리고 환자의 정서 상태와 정신 질환을 고려하여 처방할 수 있습니다. 즉, 환자가 처한 상황에 따라서 약제 처방이 달라질 수 있습니다.

60

40~50대 나이에 수면제를 먹기 시작해도 괜찮을까요?

수면제를 찾기 전에 더 중요한 것은 수면장애에 대한 정확한 진단과 비약물적 치료를 먼저 시행해보는 것입니다. 보통 수면제는 급성 불면증에서 증상을 빠르게 교정하여 만성으로 진행하는 것을 방지하기 위하여 사용하거나, 시차(해외여행, 출장), 급작스런 심각한 스트레스 및 교대 근무로 인한 불면 증상에 사용하게 됩니다. 만일 만성 불면증을 치료하려면 일반적으로 인지행동치료와 같은 비약물적 치료를 우선적으로 시행해야 하고, 수면제는 필요에 따라 단기간만 사용하는 것이 기본 원칙입니다.

하지만 최근 단순히 잠을 잘 자기 위하여 수면제를 찾는 경우가 많고, 특히 50대 이상 폐경 여성의 수면제 복용이 늘고 있는데 이는 바람직하지 않습니다. 수면제는 불면증 치료제가 아니며, 장기간 섭취하면 그 효과가 점차 떨어지게 됩니다. 더군다나 불면 증상이 다른 원인 없는 일차적인 불면증이 아니라 여러 원인에 의해 이차적으로도 나타날 수도 있으므로, 수면제를 찾기 전에 더 중요한 것은 정확한 진단을 하는 것입니다. 만일 수면 호흡장애를 동반한 불면증의 경우에는 수면제 사용이 위험할 수 있고, 내과적, 정신과적 상태에 대한 전반적인 평가가 필요한 경우도 있기 때문에 복용 전에는 반드시 전문가와 상담할 필요가 있습니다.

불면증 치료에서 비약물적 요법으로 쉽게 치료되지 않을 경우 수면제 사용을 같이 병용하기도 하는데, 이럴 때는 전문가와 상의하여 환자의 상태에 맞게 최적화된 수면제를 4주 이내 최소한의 기간만 사용하도록 권장하고 있습니다.

만일 40~50대부터 수면제를 장기간 복용하게 된다면 내성이 생겨 약효가 떨어지고, 약물 복용을 중단했을 때 특정적인 신체적 또는 행동적 장애가 나타날 수 있습니다. 그리고 내성으로 점차 복용하는 약의 용량이나 종류가 늘어나 부작용이 많아지면 사고의 위험도 있습니다. 따라서 수면제는 반드시 장기간 복용하지 않도록 해야 하며, 불면증에 대한 인지행동치료를 병행하면서 서서히 약물을 중단하는 것이 좋습니다.

수면제가 도움줄 수 있는 경우

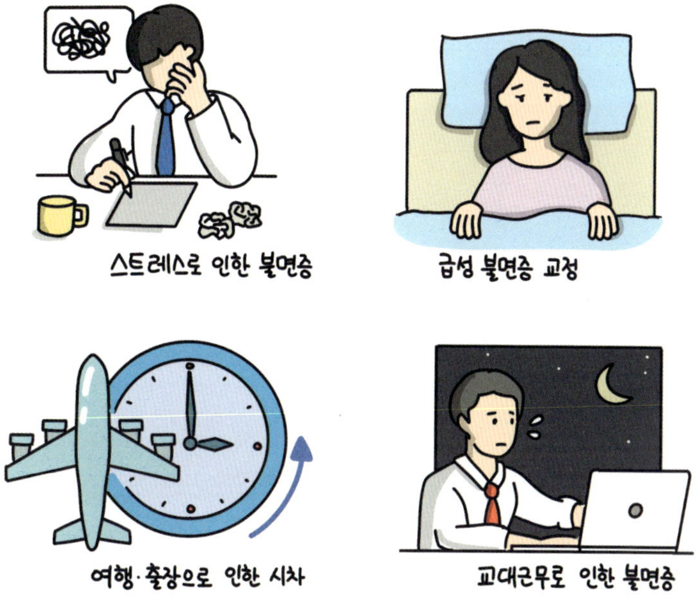
스트레스로 인한 불면증
급성 불면증 교정
여행·출장으로 인한 시차
교대근무로 인한 불면증

환문명답

수면제는 급성불면증이나 시차 적응과 같이 특수한 경우에서 단기간 사용할 수는 있습니다. 하지만 중년의 나이부터 장기간 수면제를 복용하는 것은 피해야 합니다. 수면제 사용 전 전문가와 상의하여야 하며, 수면장애의 원인에 대해 정확하게 파악하는 것이 필요합니다. 만일 불면증 치료에서 불가피하게 수면제를 사용해야만 하는 상황이라면 4주 이내로 최소한의 기간만 사용하도록 합니다.

61

멜라토닌이나 수면을 유도하는 영양제가 정말 도움이 되나요?

멜라토닌이란 무엇일까?

우리 뇌에는 우리가 조절하지 않아도 저절로 작동하는 생체시계가 있습니다. 생체시계가 켜지면 낮에 깨어나고, 꺼지면 밤에 자게 되는데 이럴 때 나오는 호르몬이 멜라토닌입니다. 멜라토닌은 해가 져서 어두워지면 뇌의 송과체(소나무 열매, 즉 솔방울 모양처럼 생긴 샘)라고 하는 깊은 곳에 있는 기관에서 분비되는 호르몬입니다. 어둠의 호르몬, 밤의 호르몬으로 알려진 멜라토닌은 밤이 왔음을 알려주고, 농도가 올라가면 잠을 자야 한다는 신호를 보내는 역할을 합니다. 일반적으로 아침에 일어나면 멜라토닌에서 세로토닌이 분비되도록 변경되고, 기상 후 약 15시간 이후부터 다시 멜라토닌이 분비되도록 변경됩니다.

멜라토닌은 생후 6개월 이후부터 분비되다가 10대 중후반에 가장 많이 분비됩니다. 그래서 그때는 어느 상황이든 간에 잠을 잘 잘 수 있습니다. 다만 55세 이후에는 그 분비량이 절반으로 줄고, 70대가 되면 1/3까지 줄어들기 때문에 노령이 될수록 잠을 적게 잘 수밖에 없습니다. 따라서 이유 없이 잠자는 시간이 오래 걸리고 중간에 깨게 되고 초저녁에 졸리는 현상이 나타납니다.

음식에서 섭취하는 멜라토닌도 있습니다. 호두, 땅콩과 같은 견과류, 바나나, 키위에 멜라토닌의 원료가 되는 트립토판이 많이 들어 있습니다. 식사를 잘하면 이러한 트립토판의 일부가 뇌로 올라가서 송과체로 가게 되고, 몇 가지 화학식을 거쳐서 세로토닌으로 만들어진 뒤 나중에 멜라토닌으로 만들어집니다.

낮에 빛이 들어오면 생체시계가 활성화되어 우리 몸을 자극하고 교감신경을 자극하여 멜라토닌이 만들어지는 과정을 막아버립니다. 빛이 없어지면 멜라토닌 생성을 억제하는 신호가 사라지기 때문에 이때부터 송과체가 멜라토닌을 생성합니다. 이 멜라토닌이 생체시계에 영향을 주어 생체시계가 꺼집니다. 그러면 체온이 떨어지고 여러 장기의 기능이 저하되면서 잠을 자게 됩니다.

따라서 낮에 트립토판이 풍부한 음식을 먹고 햇볕을 많이 쬐면 세로토닌이 많이 생성됩니다. 이렇게 하면 밤이 되기 전에 멜라토닌의 전 단계까지 이미 충분히 활성화되어 밤에 잠을 자는 데 도움이 됩니다.

멜라토닌의 생성

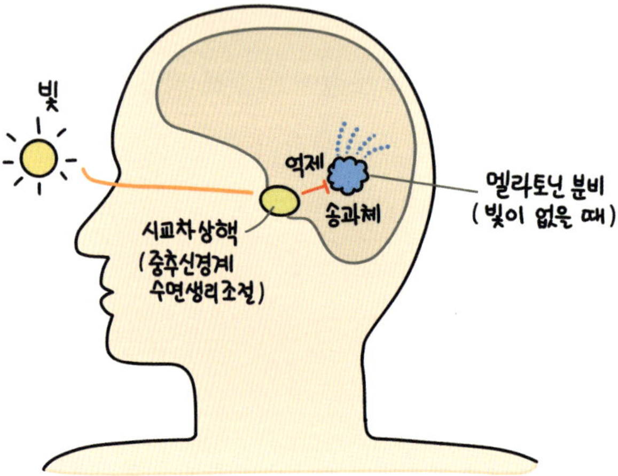

멜라토닌은 어떨 때 사용할까?

멜라토닌은 크게 세 가지 목적으로 사용할 수 있습니다.

첫 번째 목적은 '수면제'의 효과입니다.

멜라토닌을 복용하면 잠이 오는 경향이 증가하고, 잠들었을 때 깨는 횟수가 감소합니다. 고령이 되면 자연적으로 멜라토닌의 분비가 적어지고 생리학적으로 수면 시간이 적어지면서 중간에 많이 일어나게 되는데, 약물의 효과가 오래 지속되는 서방정 제제가 55세 이상의 성인 불면증에 효과가 있다고 되어 있습니다. 하지만 이를 수면제의 목적으로만 사용한다면 잠들기까지의 시간이 고작 수 분 당겨지는 정도여서 수면제의 목적으로는 적절하지 않습니다.

또한 일반 수면제와는 달리 생리적으로 멜라토닌이 분비되는 시점인 저녁 8~10시 이후에 복용하면 수면 유도 효과가 거의 나타나지 않습니다. 다시 말하자면, 멜라토닌은 수면제의 목적이 아닌 일주기 리듬(수면-각성 주기)에 영향을 주게 됩니다.

두 번째 목적은 일주기 리듬 즉 시차를 조절하는 효과입니다. 해외여행을 가면서 발생하는 시차 증후군을 예방할 수 있고, 시차에 빠르게 적응하도록 도움을 줄 수 있습니다. 여행을 가기 3~5일 전부터 여행 가는 지역의 취침 시간에 맞춰서 미리 멜라토닌을 복용하게 되면 시차에 적응하기가 한결 수월해집니다. 또한 사회적 시차를 겪을 수밖에 없는 교대 근무자의 수면장애에 효과가 있습니다. 하지만 일주기 리듬을 변화시키려면 매일 같은 시간에 수일 이상 꾸준히 복용해야 효과를 볼 수 있습니다. 실제로는 시중에서 판매되는 5~10mg보다도 훨씬 적은 용량인 0.5mg만으로도 시차를 조절하는 데 효과를 나타냅니다.

세 번째 목적은 꿈과 생시를 구분하지 못해서 심한 잠꼬대를 하는 렘수면행동장애에서 꿈 행동을 조절하는 효과입니다. 실제로 효능을 보여 임상에서 많이 사용하고 있습니다. 더불어 멜라토닌은 강력한 항산화효과를 가지고 있어서, 렘수면행동장애 환자가 파킨슨병이나 치매로 진행하는 것을 예방하는 데 효과가 있을 것이라고 가능성을 점치고 있습니다. 그 외에도 암 예방 효과, 면역 증강 효과, 위장관 보호 효과, 골밀도 조절 등의 부수적인 효과가 있습니다.

멜라토닌 속방형 vs. 서방형

미국이나 유럽에서는 건강기능식품으로 멜라토닌을 구할 수 있습니다. 그런데 우리나라에서는 생산되지 않으며, 출시된 것은 서카딘이라는 오리지널 약입니다. 기존의 멜라토닌과 똑같은 성분을 가지고 만듭니다.

외국에서 구입할 수 있는 멜라토닌은 '속방정(속방형)'이라고 해서 복용하면 빠른 속도로 약물이 방출되어 20~30분부터 멜라토닌 농도가 올라가서 1시간 뒤에 정점을 찍고, 복용 후 3~4시간이 되면 약효가 거의 없어집니다. '서방정(서방형)'은 약이 천천히 분비되도록 해서 7~8시간까지 약효가 유지됩니다. 최근에 개발된 멜라토닌 서방정 제제는 멜라토닌이 서서히 방출되어 일정한 효과를 내게 하는데, 체내에서 분비되는 멜라토닌의 작용 시기와 유사하게 작용하는 특징이 있습니다.

해외에서 구입한 속방정은 취침 30분 전에 복용할 수 있지만, 국내에서 의사에게 처방받는 서방정은 취침 1~2시간 전에 먹습니다. 중요한 점은 오늘 먹는 약이 바로 오늘 저녁에 효과를 나타내는 것은 아니기 때문에 매일 같은 시간에 복용해야 하고 1~2주 이상 복용해야 효과가 있다는 것입니다.

다른 수면유도제나 영양제가 도움이 될까?

수면에 대한 여러 서적에서 수면제와 수면유도제라는 용어가 혼용되고 있으나 수면제는 일단 병원에서 의사에게 처방받는 모든 형태의 수면제를 합쳐서 일컫습니다. 약국이나 해외 직구를 통해서 상대적으로 쉽게 구할 수 있는 약물이 수면유도제 혹은 영양제라고 볼 수 있습니다.

약국에서 살 수 있는 수면유도제의 주성분은 바로 항히스타민제입니다. 디펜히드라민, 독시라민을 주성분으로 하는데 이는 1세대 항히스타민제입니다. 항히스타민제는 코감기 약이나 알러지 약으로 주로 쓰이는 성분인데, 부작용으로 졸리는 증상이 나타나고 그 부작용을 활용해 수면유도제로 쓰이는 경우라고 할 수 있습니다. 상대적인 중독성은 적지만 효과는 제한적이고, 오래 복용했을 때에는 효과가 감소하는 단점이 있습니다.

그 외에 멜라토닌의 재료가 되는 트립토판, 여러 안정 효과를 가지고 있는 허브 물질, 일부 수면에 도움을 준다고 알려져 있는 유산균을 혼합하여 만든 수면영양제가 있긴 하지만, 일반적으로는 정상적인 식사를 하고 햇볕을 충분히 쬐며 수면위생을 잘 지킨다면 특별히 추가로 복용할 필요는 없다고 알려져 있습니다.

환문명답

멜라토닌은 뇌에서 만들어지는 밤의 호르몬입니다. 멜라토닌은 수면제로서의 효과는 미미하지만 일주기 리듬을 조절할 때나 수면질환에 사용할 수 있습니다. 멜라토닌 서방정은 의사에게 처방받아 복용할 수 있으며 매일 규칙적으로 복용해야 합니다. 그 외의 수면영양제의 효과는 제한적이며, 수면위생을 잘 지키고 트립토판이 함유된 음식을 충분히 섭취하는 것이 좋습니다.

62

약국에서 수면유도제를 구입하여 자유롭게 복용해도 괜찮은가요?

잠들기 어렵고 자주 깨거나 충분히 자기 어려운 불면 증상을 자주 경험한 사람이라면 상당수가 수면제와 수면유도제라는 단어를 접해 봤을 것입니다. 사실 수면제와 수면유도제를 구분하는 명확한 정의는 없습니다. 인터넷 등에서 떠다니는 정보에서는 흔히 불면 증상을 완화하기 위한 약 중 처방이 필요한 약을 수면제라 하고, 처방이 필요 없이 약국에서 구입할 수 있는 약을 수면유도제라고 하는데, 이는 약리학적인 분류도, 의학적인 분류도 아닙니다. 하지만 처방이 필요 없는 소위 수면유도제의 한 가지 특징은 진정을 유도하는, 즉 잠들게 하는 작용의 강도가 상당히 약하여 범죄에 이용하는 등의 남용이나 오용의 위험이 적다는 것입니다. 하지만 작용이 약하다고 해서 자유롭게 복용해도 안전하다는 것은 아닙니다.

처방이 필요 없는 수면유도제는 흔히 약 자체의 주된 작용은 수면과 무관한 다른 부분이지만 그 부작용으로 졸림이 흔한 약들입니다. 대표적인 것이 알러지 증상을 완화하기 위한 항히스타민제입니다. 현재는 졸림 증상을 많이 개선한 항히스타민제가 다양하게 있지만 초창기 1세대 항히스타민제는 먹으면 심하게 졸린 경우가 많았습니다. 그래서 요즈음 알러지 증상에서는 졸림 부작용이 개선된 항히스타민제가 주로 쓰입니다. 약국에서 일반 의약품으로 판매되는 소위 수면유도제 중 대표적인 것이 졸림 부작용이 심한 1세대 항히스타민제입니다.

다른 수면유도제로는 생약을 사용한 수면유도제가 있는데, 이도 마찬가지로 졸림이 일종의 부수적인 작용으로 나타나는 약물들입니다. 따라서 이러한 수면유도제를 처방이 필요한 약 정도의 수면 유도 강도를 얻으려고 복용하면 오히려 다른 작용들에 의해 더 심한 해를 끼칠 수 있습니다.

그러므로 수면유도제를 복용할 때는 포장에 기재된 내용이나 설명서의 지시를 따라야 하며, 그 이상 복용해서는 안 됩니다. 드물게 잠들기 어려울 때 수면유도제를 사용하는 것은 드물게 수면제를 복용하는 것과 마찬가지로 비교적 안전합니다. 다만 장기간 복용하면 수면제와 마찬가지로 내성(예를 들어 점점 더 많은 양을 먹어야 잠이 오게 됨)이 생기고, 의존성(예를 들어 약을 먹다가 중단하면 약을 먹기 전보다 더 잠들기가 어려움)이 발생할 수 있으니 약 1주간 사용해도 불면 증상이 호전되지 않는다면 수면 전문의에게 진료받고, 다양한 불면의 증상과 원인을 찾아내어 자신에게 맞는 치료를 받아야 합니다.

수면유도제 복용시 주의 사항

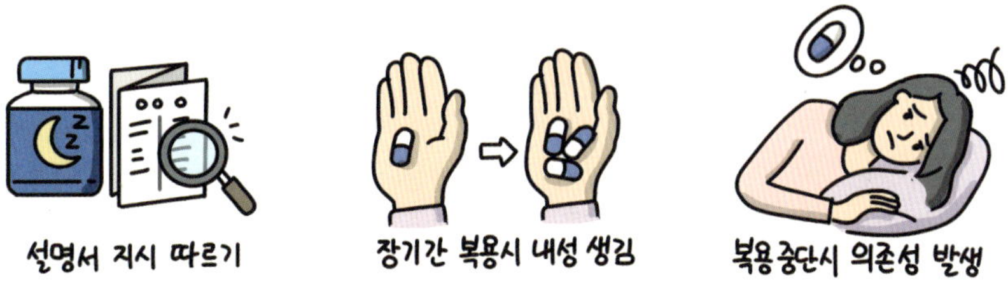

환문명답

불면 증상을 완화하기 위해 처방 없이 구입할 수 있는 약을 수면유도제라고 부릅니다. 이런 약은 잠들게 하는 작용이 수면제보다 약해서 오남용의 위험이 적을 수 있지만, 수면제와 비슷한 정도의 강한 수면 유도 작용을 얻을 정도로 복용할 경우 오히려 부작용이 더 심할 수 있으며, 수면제와 마찬가지로 장기간 복용 시 내성이 생기고 의존성이 높아질 위험이 있습니다. 어쩌다 한 번 드물게 복용하는 것은 괜찮지만 1주 이상 장기간 복용할 필요가 있다면 수면유도제에 의존하지 말고 전문의에게 진료를 받아야 합니다.

63

수면제 자꾸 먹으면 위험한가요?

수면제 사용, 무엇이 문제일까?

수면제는 전문의와 상담하에 적절하게 사용한다면 수면 습관을 교정하는 것과 함께 불면증 치료에 중요한 역할을 하게 됩니다. 특히 갑자기 잠을 못 자게 되면 낮 동안 정신과 신체 활동에 지장을 줄 뿐만 아니라, 제대로 치료하지 않으면 만성으로 지속되는 경우가 많습니다. 따라서 급성 불면증에는 수면제를 적절히 복용하여 증상을 빠르게 치료하는 것이 중요합니다.

수면제가 중독성 약물은 아니며, 단기간 사용하는 것은 문제가 되지 않습니다. 하지만 오랫동안 수면제를 복용하게 되면 내성이 생겨 약효가 떨어지고, 생리적 및 심리적 의존성이 생겨서 갑자기 끊기 어려운 경우가 많습니다. 복용량의 용량이나 종류가 늘어나면 부작용도 많아져 사고의 위험성이 높아지게 됩니다.

트리아졸람, 클로나제팜, 로라제팜, 디아제팜과 같은 벤조디아제핀계 약물은 신체적 의존이 잘 나타나며, 졸피뎀과 같은 Z계 약물에서는 신체적 의존은 적으나 심리적 의존이 발생할 수 있습니다. 약을 먹지 않으면 못 잘 것 같은 걱정과 불안이 앞서기 때문에 실제로 잘 자는데도 매일 약을 조금씩 먹고 자는 경우가 생기게 됩니다. 또한 약을 하루 또는 며칠이라도 끊으면 금단 현상이 나타날 수 있습니다. 식은땀이 흐르고 혈압과 맥박수가 올라가며 이유 없이 불안해지고 잠을 더 못 자게 되는 반동성 불면증이 나타날 수도 있습니다. 또한 짜증이 늘고 우울증이 생기고 환각이 나타날 수 있으며 손떨림이나 구토가 발생할 수 있습니다.

이런 과정에서 약의 용량이 늘어나거나 새로운 수면 관련 약물을 함께 복용하게 되면 약물 남용에 노출될 수 있습니다. 특히 다른 수면제나 진정제, 술과 같은 알코올과 혼합해서 복용하면 약물의 부작용이 더 잘 발생하고 약물 과다 복용을 유발할 수 있어 주의가 필요합니다. 이에 우리나라에서는 수면제 중 트리아졸람은 21일, 졸피뎀은 28일, 벤조디아제핀계 약물은 90일 이상 처방할 수 없도록 제한하고 있으며, 향정신성 약물의 중복 처방에 대한 관리를 시행하고 있습니다.

수면제 복용의 흔한 부작용으로는 다음 날까지 이어지는 과다진정과 어지러움, 운동 실조, 졸림 등이 있으며, 이로 인해 장기간 수면제를 복용한 사람은 넘어지는 낙상이 자주 발생합니다. 특히 균형 감각이 떨어져 있는 노인의 경우에는 더 쉽게 넘어지고 다리나 팔에 골절도 발생하여 수술하는 경우를 흔히 볼 수 있습니다. 매일 수면제를 복용한 65세 노인들 중 30~50%가 넘어진다고 하며, 치매 환자의 경우 80%가 넘어지고 다치게 된다는 보고가 있습니다.

또한 수면제의 주요 부작용으로 자다가 움직이는 사건수면이 있습니다. 자다가 일어나서 말하거나 걸어 나가고 많은 경우 음식을 먹기도 하며 심지어 운전을 할 수도 있어 위험한 상황에 대한 상당한 주의가 필요합니다. 자신들은 이런 사건수면을 전혀 기억하지 못하기 때문에 생각보다 보고되는 경우가 적습니다. 이런 경우라면 반드시 약물을 바꾸는 것이 필요합니다.

장기적으로 수면제를 복용하면 감염의 위험성도 높아집니다. 수면제를 매일 복용하게 되면 집중력과 활동량이 줄어들게 되며, 주간에 햇빛을 적게 보고 운동도 잘 하지 않게 되어 면역력이 떨어집니다. 수면제를 매일 복용하는 노인은 감염 위험이 1.5~2.5배 정도 높아지는 것으로 보고됩니다. 따라서 면역력이 떨어질 수 있는 기저 질환이 있는 사람은 특히 주의해야 합니다.

최근 연구 결과에서 수면제를 한 달에서 3개월 이상 매일 복용하게 되면 치매 위험성이 2배 정도 높아진다는 보고가 있었습니다. 특히 약물의 효과가 오랫동안 지속되어 약물의 반감기가 긴 벤조디아제핀계 약물이 인지장애를 보다 더 많이 일으키는 것으로 알려져 있습니다. 수면제와 치매 발생과의 직접적인 연관성은 아직 확실하지 않지만 고용량으로 장기간 복용하는 것은 피하는 것이 좋습니다. 또한 만성 불면증 자체가 우울증을 가져오고, 인지기능을 저하시킬 수 있으므로 불면증에 대한 적절하고 충분한 치료가 반드시 필요합니다.

수면제의 부작용

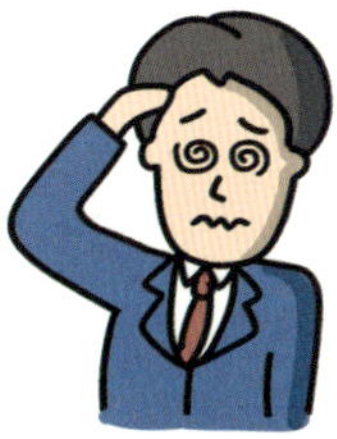

어지러움

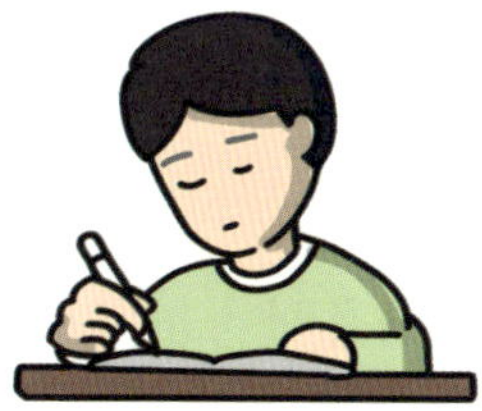

졸림

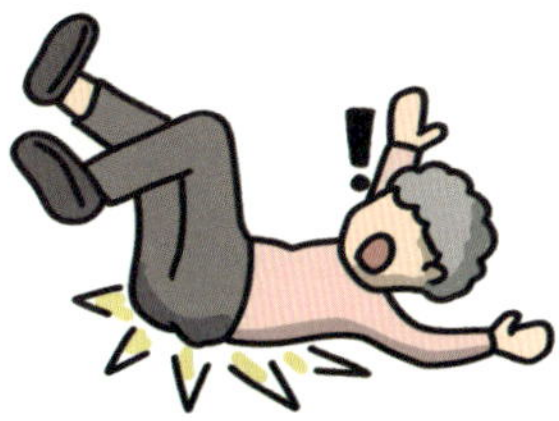

운동실조 / 낙상

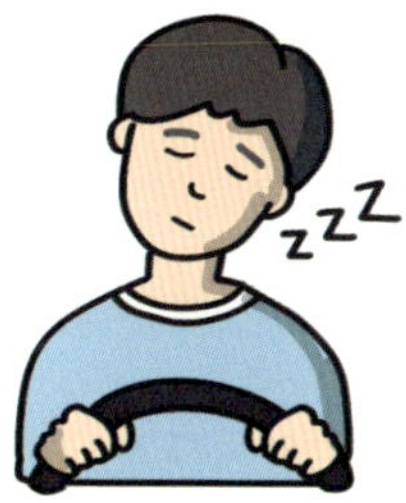

사건수면

적절한 수면제 사용, 정답은 무엇일까?

불면증은 다른 수면장애로 인한 증상 여부를 평가한 후에 치료하게 됩니다. 필요시 적절한 수면제를 사용하되 이와 함께 반드시 규칙적으로 자고 일어나는 올바른 수면 습관을 들여야 합니다. 수면제는 증상을 개선하도록 도와줄 수 있으나 원인에 대한 해결이 아니기 때문입니다.

따라서 수면제는 일시적으로 단기간만 사용해야 합니다. 불면증의 종류에 따라, 되도록 작용 시간이 짧고 부작용이 적은 약을 선택해야 합니다. 수면제의 종류와 특성들을 잘 이해하고 의존성이 생기지 않는 약물들부터 우선 사용하고 습관성이 생기는 벤조디아제핀계 약물은 필요할 때만 일시적으로 사용해야 합니다. 수면제는 반드시 정해진 용량대로 사용해야 하고 과다복용해서는 안 됩니다.

수면제를 복용하는 시간은 자신이 '자고 싶은 시간'이 아니라 '자야 하는 시간'으로 설정해야 합니다. 일반적으로 쉽게 '잠들기 30분 전'에 약을 복용하지만 그보다는 '아침 기상 시간 7시간 전'에 복용하는 것이 좋습니다.

올바른 수면 습관을 유지하면서 수면제를 줄여나가며 끊는 과정을 시도하게 되는데, 반감기가 긴 약물부터 1/4 용량씩 감량하여 1~2주마다 증상을 관찰하며 진행하게 됩니다. 금단 증상이 있다면 반감기가 긴 약물로 교체하거나 의존성이 적은 약물을 추가한 후 약물을 줄이거나 중단하게 됩니다.

환문명답

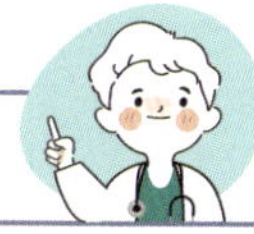

수면제는 불면증을 적극적으로 치료하기 위한 중요한 수단입니다. 단기간에 수면제를 적절하게 사용한다면 문제가 없으나 장기간 매일 사용할 경우 약물에 의한 내성과 의존성, 금단 증상 등이 발생할 수 있으며 낙상, 사건수면, 감염, 치매 등 위험성이 증가합니다. 따라서 불면증을 치료하려면 올바른 수면 습관이 반드시 우선되어야 하며, 수면제 사용에 대해 자세히 알고 있어야 합니다. 수면제를 적절하게 사용하고 중단하는 것과 더불어 불면증의 원인을 찾아내어 치료하기 위해서는 전문의에게 진료를 받을 필요가 있습니다.

64

멜라토닌은 언제까지 먹어야 하나요?

멜라토닌은 무엇일까?

멜라토닌은 뇌 안의 송과체라는 곳에서 주로 분비되는 신경호르몬으로 밤시간에 주로 분비됩니다. 낮 동안의 밝은 빛은 송과체에서 멜라토닌이 생성되는 것을 억제하고, 빛이 사라지는 밤 동안에는 이 억제가 소실되면서 멜라토닌이 분비됩니다. 멜라토닌은 수용체에 따라 각성 신호를 감소시켜서 수면을 유지시키거나 일주기 리듬의 위상을 변화시킵니다. 약 한 살경부터 멜라토닌이 분비되기 시작하고, 20대 초반까지 분비량이 증가했다가 다시 조금씩 감소합니다. 55세 이후부터는 분비량이 급격히 감소하여 약 50% 정도의 분비량을 보이게 됩니다.

밤 시간에 주로 분비되는 멜라토닌

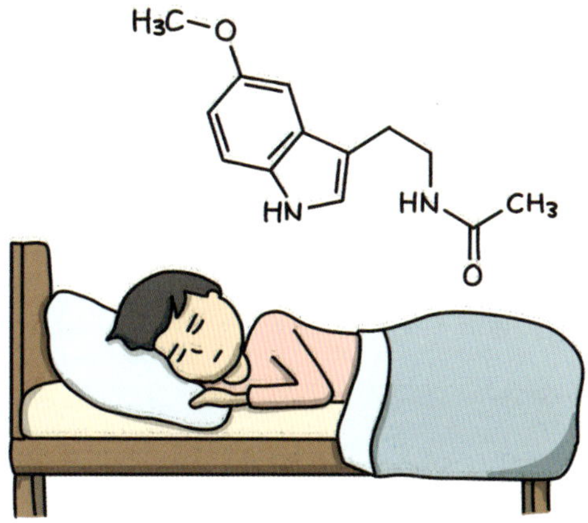

멜라토닌 호르몬제는 무엇일까?

국내에서 처방 후 복용할 수 있는 멜라토닌 호르몬제는 약물이 서서히 분비되는 형태의 서방정으로, 해외에서 건강기능식품으로 판매되는 제품과 작용 시간에 차이가 있습니다. 멜라토닌 서방정은 뇌에서 분비되는 멜라토닌과 비슷하게, 복용 후 7~8시간 정도 우리 몸에서 작용을 하게 되어 수면에 도움을 줍니다.

멜라토닌 호르몬제는 어떻게 복용해야 할까?

멜라토닌을 함부로 복용하면 오히려 잠을 방해할 수도 있어 수면 전문의와 상담 후 자신에게 맞게 복용해야 합니다. 일반적인 수면제들처럼 수면 직전에 복용하면 안 되고 잠자기 1~2시간 전에 복용해야 합니다. 또한 수면 리듬을 조정하는 효과가 있어 잠자기 바로 직전에 복용하면 30분씩 수면이 뒤로 밀리게 되어 점차 더 늦게 자게 될 수가 있습니다.

멜라토닌은 잠자는 리듬을 조정하는 약물로 2~3주 이상 같은 시간에 꾸준히 복용할 필요가 있습니다. 일반적으로 0.1~0.3mg 복용 시 수면 시간을 조정하는 효과가 있고, 수면 유도 효과는 1mg 이상 복용해야 한다고 알려져 있습니다. 멜라토닌 수치가 낮은 노인 불면증 환자, 교대 근무자, 해외여행 이후 생체 리듬이 깨진 사람들이 복용하면 효과를 볼 수 있습니다.

멜라토닌 복용은 안전할까?

심각한 부작용은 거의 없는 것으로 알려져 있으나 꿈의 양이 늘어날 수 있으며, 간기능에 문제가 있는 경우 낮 동안 졸음을 유발할 수 있습니다. 이 외에 저체온, 근육통, 가벼운 두통, 신경과민, 성욕 감소, 식욕부진 등이 발생할 수 있으므로 부작용이 발생하면 수면 전문가에게 알려 중단하거나 감량하는 등의 적절한 조치를 취해야 합니다.

정신신경용제인 플루복사민, 여성호르몬제인 에스트로겐, 소화성 궤양용제인 시메티딘 등과 함께 복용하는 경우 멜라토닌의 효과를 증가시켜 부작용 위험성이 더 커질 수 있고, 카바마제핀, 리팜피신, 알코올과 함께 복용하면 효과를 감소시킬 수 있어 주의가 필요합니다.

장기적으로 복용해도 큰 부작용은 없는 것으로 알려져 있어 자신에게 특별한 부작용이 나타나지 않는 경우에는 수면 시간 조정 및 수면 유도를 위해서 복용을 유지하되, 수면 문제가 해결된 이후에는 수면 전문가와 상담 후 약물 중단을 고려해볼 수 있습니다.

환문명답

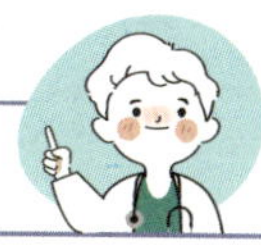

멜라토닌은 생체 리듬을 조절하고 수면을 유도하는 효과가 있는 약제입니다. 55세 이상의 성인 중 수면의 질이 떨어진 불면증 환자에게 효과가 나타날 수 있으며 장기적으로 복용해도 큰 부작용은 없는 것으로 알려져 있어 안전하게 복용할 수 있습니다. 그러나 꿈의 양 증가, 주간 졸음, 저체온, 근육통, 두통 등의 부작용이 발생한다면 적절한 조치가 필요하므로 약물 감량 및 중단에 대해서 수면 전문의의 진료를 받아보는 것이 필요합니다.

65

수면제 양을 늘려도 계속 잠을 못 자요. 어떻게 해야 되나요?

수면제 양을 늘려도 잠을 못 자는 이유는 무엇일까?

만성 불면증은 다양한 원인에 의해 초래됩니다. 수면제 양을 늘려도 여전히 잠을 못 자는 이유로는 다음과 같은 것들이 있습니다.

▶ **불면증의 근본적인 원인 해결 실패:** 수면제는 불면증의 증상을 완화하는 데 도움이 될 수 있지만, 근본적인 원인을 해결하지 못한다면 효과가 지속되지 않습니다. 스트레스, 우울증, 불안장애, 수면무호흡증, 하지불안증후군 등 다양한 요인이 불면증을 유발할 수 있습니다.

▶ **수면위생 문제:** 규칙적인 수면 패턴 유지, 편안한 침실 환경 조성, 카페인 및 알코올 섭취 제한 등 건강한 수면 습관을 유지하지 못하면 수면제의 효과가 감소될 수 있습니다.

▶ **수면제 내성:** 수면제를 장기간 복용하면 몸이 약물에 익숙해져 효과가 감소될 수 있습니다. 이는 더 많은 양의 수면제를 복용해야 잠을 잘 수 있다는 것을 의미합니다. 하지만 수면제 양을 계속 늘리는 것은 위험할 수 있으며, 중독이나 부작용을 유발할 수 있습니다.

▶ **기타 의학적 문제:** 갑상선기능저하증, 당뇨병, 만성 통증 등 다른 의학적 문제가 불면증을 유발할 수 있습니다.

수면제 내성

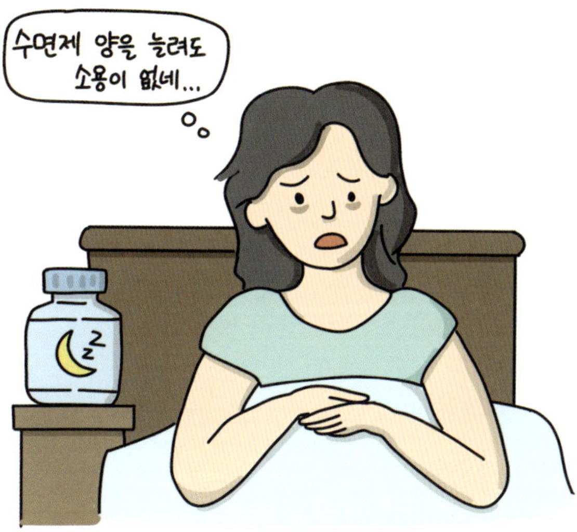

수면제 양을 늘려도 잠을 못 자는 경우, 어떻게 해야 할까?

▶ **수면위생 개선:** 규칙적인 수면 패턴 유지, 편안한 침실 환경 조성, 카

페인 및 알코올 섭취 제한 등 건강한 수면 습관을 유지합니다.

- **스트레스 관리:** 스트레스는 불면증의 주요 원인 중 하나입니다. 운동, 명상, 요가 등 스트레스 관리 방법을 익힙니다.
- **원인 질환 치료:** 갑상선기능저하증, 당뇨병, 만성 통증 등 다른 의학적 문제가 불면증을 유발하는 경우 해당 질환을 치료해야 합니다.
- **인지행동치료:** 불면증 치료에 효과적인 것으로 알려진 치료법입니다. 수면에 대한 부정적인 생각과 행동 패턴을 바꾸는 데 도움이 됩니다.

환문명답

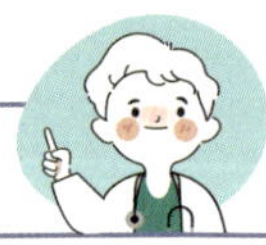

수면제 양을 늘려도 잠을 못 자는 이유로는 근본적인 원인 해결 실패, 수면위생 문제, 수면제 내성, 기타 의학적 문제 등이 있습니다. 이를 해결하려면 건강한 수면 습관 유지, 스트레스 관리, 원인 질환 치료, 인지행동치료 등의 방법을 시도해야 합니다. 특히 수면제를 장기간 복용하기보다는 불면증의 근본적인 원인을 찾아 해결하는 것이 중요합니다.

66

수면영양제가 도움되나요?

수면제와 수면유도제란 무엇일까?

수면제는 중추신경계에 작용하는 향정신성의약품입니다. 수면제는 전문의약품으로, 병원에서 처방받아야 하기 때문에 진료가 부담스럽고 번거로운데다, 먹으면 기억력이 떨어지거나 몽유병 같은 부작용이 많다는 이야기도 있고, 금단 증상이 걱정되어 복용하기를 주저하는 경우가 많습니다. 그래서 어떤 환자는 약국에서 처방전 없이 구입할 수 있는, 수면에 도움이 되는 이른바 수면유도제 약물을 복용해보기도 합니다.

이러한 일반의약품 약들을 OTC(over the counter medicine, 처방전 없이 살 수 있는 약)라고도 하는데, 항히스타민제가 대표적입니다. 특히 디펜히드라민이나 독시라민과 같은 항히스타민제가 널리 사용되고 있습니다. 이러한 항히스타민제는 단기적으로 짧게 사용할 때는 효과가 좋지만, 오래 복용하면 효과가 떨어지는 것으로 알려져 있습니다. 또한 졸음, 어지럼증, 두통, 입마름 등의 부작용이 동반될 수도 있습니다. 그래서 의사와 상의 없이 2주 이상 복용하는 것은 권장하지 않습니다. 멜라토닌의 경우 과거에는 비교적 쉽게 구입할 수 있었으나 국내에서는 의사의 처방이 필요한 전문의약품으로 분류되어 있어 구입이 쉽지 않습니다.

수면에 도움이 되는 수면영양제가 있을까?

수면제와 수면유도제 같은 의약품을 복용하는 것이 꺼려지는 많은 사람들이 수면에 도움이 된다고 알려진 '수면영양제'를 복용합니다. 건강기능식품처럼 수면에 도움이 되는 성분이 들어간 것으로 알려진 제품들입니다.

불면증은 굉장히 흔해서 많은 분들이 고통받고 있으며 해마다 수면장애로 병원을 찾는 분들의 수도 해마다 증가하고 있습니다. 따라서 여러 제약회사나 식품회사 등에서 수면에 도움이 된다는 수면영양제를 앞다투어 출시하고 있습니다. 대표적인 성분이 미강추출물, 감태 추출물(Ecklonia cava), 락티움(Lactium™), 테아닌(Theanin) 등입니다.

이러한 성분들의 효과에 대한 몇몇 연구들이 있습니다.

미강추출물은 쌀겨 추출물에 함유되어 있는 감마-오리자놀(γ

-oryzanol)과 파이토스테롤(phytosterol) 성분이 수면을 증진시키는 효과가 있다고 알려져 있습니다. 감마-오리자놀이 수면 유도 효과가 있어 쥐를 이용한 실험에서 비렘수면의 양을 줄이고 수면잠복기를 단축시켜 빨리 잠들게 하는 효과를 보였습니다. 감태는 다시마목 미역과에 속하는 해초인데, 이 해초의 추출물이 비렘수면의 양을 증가시키고 수면 잠복기를 단축시켰다는 연구가 있습니다. 락티움(Lactium™), 즉 알파-S1-카제인 하이드롤리세이트는 스트레스와 수면장애에 효과적일 수 있다는 연구가 나왔는데, 이 물질은 특히 스트레스를 감소시키고 수면의 질을 개선하는 데 도움이 되는 것으로 나타났습니다. 테아닌은 아미노산의 한 종류로서, 녹차와 홍차에 많이 함유되어 있습니다. 스트레스를 완화시켜 불안을 감소시키고 수면의 질을 개선하는 데 긍정적인 효과가 있다고 알려져 있습니다.

이러한 수면영양제 중 일부는 식약처에서 건강기능성 식품으로 인정을 받기도 했습니다.

하지만 중요한 점이 있습니다. 이러한 물질들의 효과에 대한 연구는 사람을 대상으로 대규모로 검증되어 이루어진 것이 아직 없으며, 동물이나 소수의 인원만 대상으로 하여 진행되었기 때문에 개인에 따라 효과가 다를 수 있다는 점입니다. 수면에 대한 효과를 정확히 이해하고, 이를 임상적으로 적용하기 위해서는 더 많은 연구와 데이터가 필요합니다.

따라서 현재로서는 여러 수면영양제들이 사람의 수면을 증진시킨다는 명확한 과학적 증거는 제한적인 것으로 보입니다. 그리고 장기

수면영양제

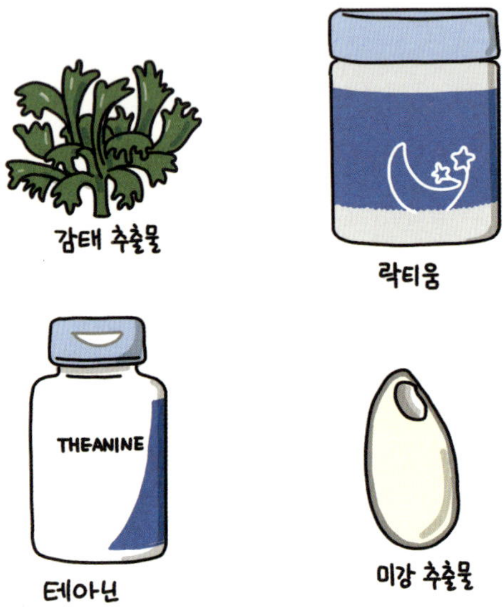

적으로 복용할 경우 기존에 가지고 있는 질환이나 신체 상태에 따라 이상반응이 나타날 수도 있습니다. 예를 들어, 락티움은 우유에서 유래한 유단백가수분해물로서 유제품 알러지가 있는 사람에게는 적합하지 않을 수 있습니다. 그러므로 이러한 물질을 사용하기 전에 반드시 수면 전문가와 상담하는 것이 좋습니다.

또한 국내외 여러 수면 학회들이 제시하는 불면증의 치료 가이드라인이나 지침서에서는 불면증의 가장 중요한 치료 방침으로 수면 습관 개선과 수면위생을 잘 유지하는 것을 우선으로 강조하고 있습니다. 수면제 등 약물 치료는 어쩔 수 없이 꼭 필요한 경우에만 단기적으로 시도하는 것이며, 특히 수면영양제의 경우 아직은 권장사항으로 논의된 바 없습니다. 따라서 약물이나 기능성 식품 등 외부적인 요인으로 잠을 이루기보다 숙면을 위한 생활 습관 관리와 규칙적인 일상생활을 유지하여 스스로 잠자는 능력을 키우는 것이 우선시되어야 건강한 숙면이라 할 수 있습니다.

환문명답

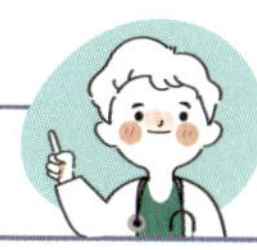

다양한 식품 또는 영양제 등이 시판되고 있습니다만 아직 과학적으로 확실한 효과가 검증된 제품은 없습니다. 그러나 개인별로 효과의 정도가 다를 수 있기 때문에 성분과 부작용을 꼼꼼히 파악하고 복용을 시도해볼 수 있습니다. 자신의 몸에 맞는 제품인지 잘 모르겠다면 수면 전문가와 상의하면 됩니다. 하지만 숙면을 취하는 데 수면영양제보다 더 중요한 것은 평소 수면 습관과 규칙적인 일상생활을 유지하는 것입니다.

67

수면제 말고 수면에 도움되는 식품이나 영양제는 없을까요?

수면에 도움이 되는 음식은?

음식도 수면의 질을 개선하는 데 도움이 됩니다.

수면에 도움이 된다고 많이 알려진 타트 체리는 불면증 환자를 대상으로 한 몇몇 연구에서 수면 시간을 늘리고, 수면 효율을 높여주는 효과가 있다고 보고되었습니다. 타트 체리에는 수면을 유도하는 멜라토닌과 트립토판이 들어있고, 항산화 작용으로 체내의 염증을 줄여주어 수면에 도움이 되는 것으로 생각됩니다.

키위도 세로토닌을 포함하고 있어 수면에 도움이 되며, 항산화 작용과 소화를 도와 불면증을 개선하고 수면의 질을 향상시킨다는 보고들이 있습니다.

연어, 참치와 같이 오메가3가 포함된 생선이나 아몬드, 호두와 같은 견과류 등 오메가3 지방산이 풍부한 음식도 수면의 질을 높이는데 도움이 됩니다. 견과류와 생선은 멜라토닌도 포함하고 있어 수면의 질을 개선합니다. 흔히 진료실에서 불면증 환자들이 따뜻한 우유를 마시면 잠이 잘 온다는 경험을 많이 듣게 되는데, 우유, 치즈, 요구르트와 같은 낙농 식품에도 트립토판이 함유되어 있어 수면 시간을 늘리고, 수면의 질을 개선하는 데 도움이 됩니다.

밤에 소화가 잘 안 되어 음식을 먹는 것이 부담스럽다면 차를 마시는 것도 좋습니다. 녹차, 홍차와 같이 카페인이 포함된 차는 피해야 하며, 카모마일 차는 항산화 효과가 있는 아피게닌(apigenin)과 플라본(flavone)이 있어 수면의 질을 개선합니다. 패션플라워로 만든 허브차도 항산화 효과가 있는 플라보노이드(flavonoid)가 있고, 안정 효과가 있는 가바(GABA, gamma aminobutyric acid)가 함유되어 있어 수면에 도움이 됩니다.

수면에 도움이 되는 식품

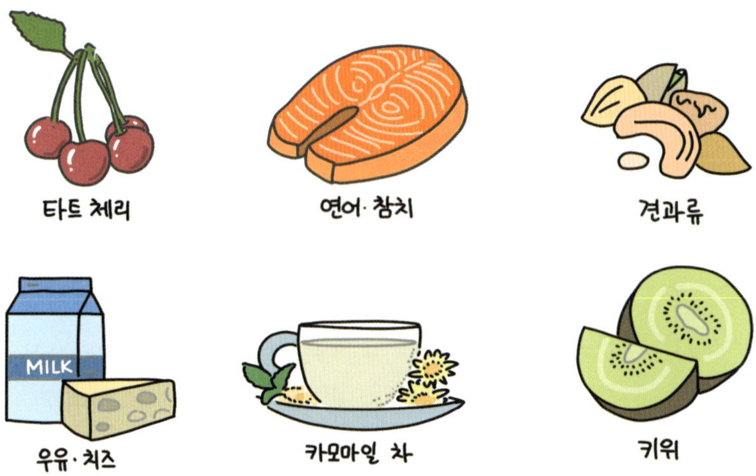
타트 체리
연어·참치
견과류
MILK
우유·치즈
카모마일 차
키위

하지만 수면 직전에 음식을 먹게 되면 숙면을 방해하고, 수면 주기가 뒤로 가게 되어 잠이 잘 오지 않게 되므로 잠들기 4~6시간 전에 식사를 마치는 것이 좋습니다. 또한 과식과 고열량, 고지방 식사는 수면의 질을 악화시키므로 음식을 지나치게 많이 먹지 않도록 하는 것이 중요합니다.

수면에 도움이 되는 영양제는?

음식 섭취 외에도, 비타민과 무기질은 멜라토닌 생성에 관여하여 수면의 질에 영향을 미칩니다. 비타민 B12가 부족한 경우 불면증을 유발할 수 있는 것으로 알려져 있으며, 불면증 환자가 비타민 D를 복용하면 수면의 질이 개선되고 잠들기까지 걸리는 시간이 줄어든다고 합니다.

무기질 중에서는 철분과 마그네슘, 아연 등이 수면에 도움을 주는데, 철분은 가바, 세로토닌과 같은 수면과 연관된 신경계 물질의 기능을 돕고, 마그네슘은 멜라토닌의 분비를 촉진하여 수면을 유도하는데 도움이 됩니다. 또한 아연은 멜라토닌의 합성을 촉진하며 항산화 작용을 하여 불면증 환자에게 수면의 질을 높일 수 있음이 몇몇 연구에서 알려졌습니다. 그러나 수면의 질을 개선하려면 식품, 영양제와 더불어 올바른 수면 습관과 좋은 수면 환경을 유지하는 것이 가장 중요하다는 것을 명심해야 합니다.

환문명답

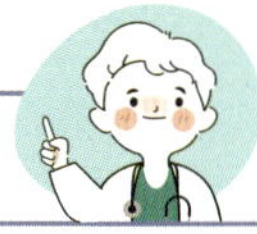

타트 체리, 키위, 오메가3가 포함된 생선, 견과류, 낙농 식품 등 여러 가지 음식이 수면의 질을 개선할 수 있음이 여러 연구에서 밝혀졌습니다. 그러나 음식을 과도하게 섭취하거나 수면 직전에 먹는 것은 피해야 하며, 올바른 수면 습관을 유지하는 것이 가장 중요합니다.

68

술을 마시면 잠이 잘 오는데, 술 먹고 자면 안 되나요?

음주는 수면에 어떤 영향을 줄까?

잠들기 어려운 분들은 자신만의 다양한 방법으로 잠을 잘 자려고 노력합니다. 이중 10~20% 정도는 잘 자기 위한 방법으로 음주를 이용한 적이 있다고 응답할 정도로 음주는 오래 전부터 잠을 유도하기 위한 방법으로 이용되곤 하였습니다. 저녁 시간이나 자기 전의 음주는 수면의 양, 질 그리고 일주기 리듬에 영향을 미칠 수 있습니다.

▶ 음주는 수면 초반에 진정 작용을 일으켜 쉽게 잠들게 하고 깊은 수면을 증가시킵니다. 그렇지만 과량으로 마신 경우에는 렘수면이 억제되고, 수면 후반부에는 알코올이 대사되면서 반동작용으로 수면이 얕아지고 자주 깨는 증상이 나타납니다. 또한, 렘수면이 반동작용으로

증가하여 꿈이 많아지고 악몽을 꾸기도 합니다. 결과적으로 아침에 개운하지 않고 낮에 피로와 졸음을 경험하게 됩니다.

▶ 정상적으로는 수면 중 소변을 보지 않도록 항이뇨호르몬이 분비됩니다. 알코올은 이 호르몬의 분비를 억제하여 밤에 소변을 자주 보게 만듭니다. 결과적으로 자주 깨게 하여 수면의 질을 떨어뜨립니다. 이는 단순히 수분량이 많아서가 아니라 소량의 도수 높은 술을 마셔도 이뇨작용이 나타날 수 있습니다.

▶ 알코올은 생체시계와 연관이 있는 체온 조절과 멜라토닌 분비를 방해하여 일주기 리듬을 혼란스럽게 합니다. 음주는 심부 체온을 상승시켜서 숙면을 방해하고 일주기 리듬 조절 기능을 약화시킵니다. 또한, 일주기 리듬 조절에 중요한 멜라토닌 분비를 억제시켜 규칙적인 수면 패턴을 유지하기 어렵게 만듭니다.

▶ 알코올은 코골이와 수면무호흡을 악화시키기도 합니다. 수면무호흡이 있는 사람뿐만 아니라 평소에 수면무호흡이 없는 분도 과음을 하면 코를 골며 심지어 수면무호흡증이 나타날 수 있습니다. 이는 알코올이 상기도 근육을 이완시켜 기도 유지를 어렵게 하고, 저산소에 대한 환기 반응을 떨어뜨리기 때문입니다.

▶ 알코올은 다양한 수면장애를 악화시킬 수 있습니다. 하지불안증후군 환자들은 음주후에 다리 증상이 매우 심해짐을 자주 경험합니다. 렘수면행동장애 환자들은 음주 후에 악몽과 꿈행동이 종종 심해지곤 합니다.

자기 전 와인 한 잔 정도는 수면에 도움이 될까?

한 잔의 술은 처음에는 잠을 유도하는데 도움을 줄 수 있습니다. 그러나, 자주 애용하면 내성이 생겨 한 잔으로는 수면 유도가 되지 않아 음주량이 증가하게 되고 결국은 알코올 의존의 위험이 높아집니다. 음주를 자주 그리고 많이 하는 사람들은 그렇지 않은 사람들에 비해 불면증이 훨씬 더 많다는 사실은 음주가 장기적으로는 불면증 완화에 도움이 되지 않음을 시사합니다.

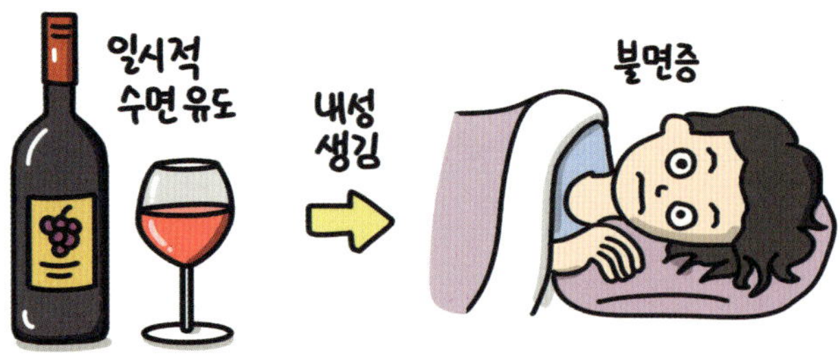

환문명답

음주는 일시적으로 잠을 유도할 수 있지만 곧 잠이 얕아지고 자주 깨며 꿈이 많아집니다. 또한, 소변을 자주 보게 하고, 수면무호흡증을 악화시킬 수 있습니다. 소량의 음주라도 수면에 도움은 되지 않고 다양한 악영향이 있으므로, 불면을 음주로 해결하려고 해서는 안 됩니다.

69

아침에 마신 커피도 저녁에 영향을 많이 주나요? 근무 시간에 깨어 있기 위해 커피를 마시고 싶습니다

카페인이 수면에 나쁜 영향을 줄까?

사람마다 카페인에 대한 감수성이 달라서 일괄적으로 말하기 어렵습니다. 잠드는 데 걸리는 시간은 역시 사람마다 타고난 고유의 특성인 경우가 많습니다. 그래서 어떤 사람들은 커피를 아무리 마셔도 수면에 전혀 지장이 없다고 하는데, 주로 성인 남자들인 경우가 많습니다. 대개 남성들이 여성보다 잠드는 것이 좀 더 쉽습니다. 그런데 카페인이 수면에 미치는 영향은 단지 잠드는 것만 방해하는 게 아니라, 수면 중 깊은 잠에 못 들고 자주 깨게 합니다. 자다가 화장실을 들락거리거나 선잠만 잔다고 느낀다면, 카페인 복용량과 복용 시간을 체크해봐야 합니다.

게다가 카페인 감수성은 나이에 따라 달라집니다. 나이들수록 예민도가 점점 증가합니다. 예전과 다르게, 늦은 시간에 커피를 마시면 잠들기까지도 오래 걸리고, 자주 깨고, 아침에 너무 일찍 깨서 전체 수면 시간이 줄어듭니다. 왠지 꿈도 더 많은 꾼 것 같고, 아침에 근육의 피로가 풀리지 않아 온몸이 뻐근하기도 합니다. 모두 카페인 잔여 효과입니다.

카페인이 낮 동안의 각성도를 올리는 데는 확실히 도움을 주나, 수면 건강은 해친다는 연구 결과는 이미 너무나 많습니다. 카페인 400mg을 취침 6시간 전에 마셔도 (즉, 밤 12시에 자는 사람이면 저녁 6시에 마신 커피에 의해) 전체 수면 시간이 1시간 정도 줄어듭니다. 이런 날들이 지속되면 결국 낮의 활동에도 지장을 줍니다. 미국수면협회에서는 취침에 들기 최소 8시간 전에 카페인 함유 식품(커피, 녹차, 홍차, 보이차, 초콜릿 등)을 삼가하라고 조언합니다.

하루에 몇 잔을, 언제 마시는 것이 좋을까?

카페인의 반감기(체내에 들어간 전체 양의 절반을 대사하여 제거하는 데 걸리는 시간)는 대개 2~12시간입니다. 이렇게 범주가 긴 것은 사람마다 카페인에 대한 반응성이 다 다르다는 걸 의미합니다. 즉, 모든 사람들에게 언제까지 몇 잔을 마시라고 동일하게 권고할 수 없습니다. 카페인의 체내 반감기가 긴 사람은, 오후 1시에 마신 커피의 잔여 효과가 새벽 1시까지 지속되어 제시간에 잠들기 어려울 수 있기 때문입니다.

따라서 개인의 필요에 따라 카페인 식품을 섭취하되, 그 양과 시간은 전적으로 자신의 경험에 따라야 합니다. 조금이라도 잠에 불만이 있는 사람이라면 카페인 음료는 아예 끊는 게 낫습니다. 최소한 2주 이상 끊어야 카페인 중단 효과를 볼 수 있습니다.

성인의 카페인 반감기

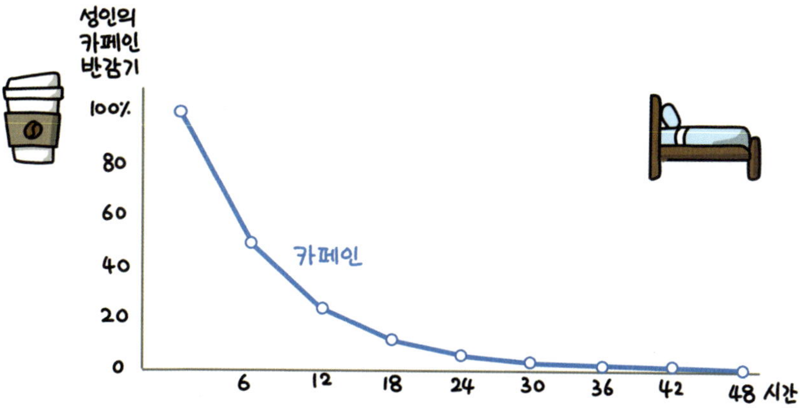

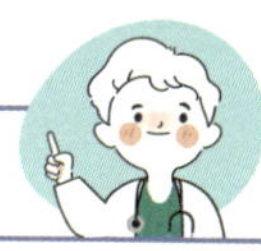

환문명답

카페인에 대한 개인의 민감성은 사람마다 다르고, 연령에 따라 달라집니다. 카페인은 잠드는 것도 방해하지만, 자는 동안 잠을 얕게 하고 자주 깨게 합니다. 나이가 들수록 카페인에 대한 수면의 예민도는 높아집니다. 카페인 섭취량과 시간은 개인의 필요와 복용 경험에 맞춰 결정하는 게 좋습니다.

부록

1. 수면 검사
2. 자가진단
3. 수면 클리닉
병원·연구실 찾기

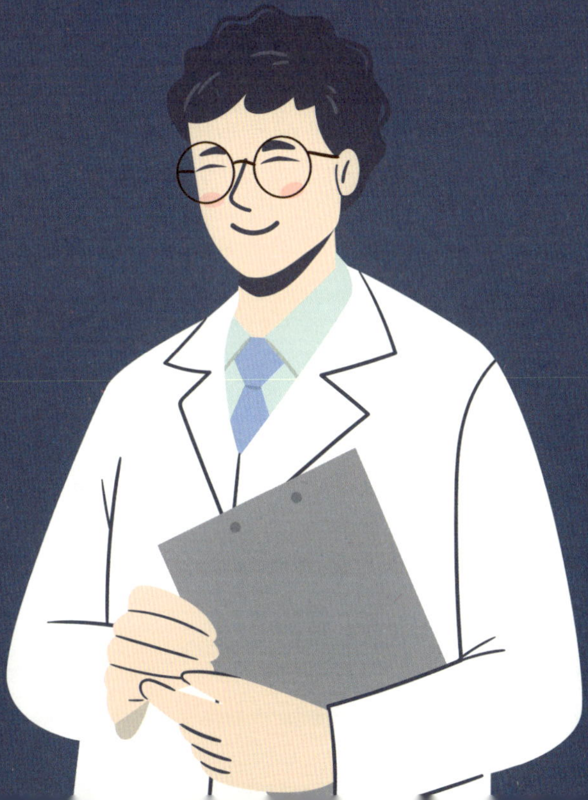

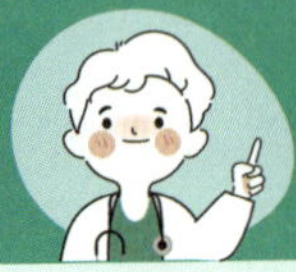

부록 1. 수면 검사

수면장애의 진단에 가장 도움이 되는 검사가 수면다원검사입니다. 수면다원검사는 수면뿐만 아니라 수면 중 여러 가지 중요한 신체기능을 검사합니다. 몸에 각종 센서를 부착하고 잠을 자게 됩니다. 수면단계를 측정하는 뇌파전극을 머리에 부착하고, 호흡 정도를 측정하기 위해 코, 가슴, 복부에 센서와 벨트를 두릅니다. 눈 움직임, 팔다리 움직임, 턱 근육의 긴장도를 측정하는 전극을 부착하고, 가슴에 심전도 전극을 부착합니다. 그런 다음 수면을 취하게 됩니다.

야간 수면다원검사(밤잠 검사) : Night Polysomnography

1. 머리에 붙인 전극에 의하여 수면의 양과 질을 검사하여 수면의 각 단계별로 자는 시간을 분석하여 얼마나 잘 자는지를 알아봅니다.
2. 수면 중 호흡량을 측정하여 수면무호흡 또는 저호흡의 횟수와 정도를 파악합니다.
3. 심전도로 수면 중 심장의 활동을 모니터합니다.
4. 수면 중 호흡을 위한 가슴과 배의 운동을 측정하는데 이것은 수면 무호흡증의 형태를 진단하는데 필요하며, 호흡장애 시 환자가 겪는 스트레스의 지표가 됩니다.
5. 수면 중 혈중 산소량을 지속적으로 모니터합니다.
6. 수면 중 코골이 정도를 측정합니다.
7. 다리근육의 근전도 전극을 통하여 수면 중 다리 움직임 및 이상행동을 관찰합니다.
8. 몸의 위치를 감지하는 센서로 잠을 잘 때 어떻게 누워 있는지가 수면장애와 관련이 있습니다. 여러 가지의 몸 위치별로 잠잔 시간을 산출하는 것이 필요합니다.
9. CPAP 압력검사 시행: 지속적 상기도양압술(CPAP : continuous positive airway pressure)은 수면 무호흡의 가장 좋은 치료법입니다. 수면 검사중에 무호흡증이 있거나 코골이가 심한 경우에는 CPAP 수면다원검사를 다시 시행하여 치료에 알맞은 압력을 찾아줍니다.

10. 수면 무호흡증인 경우 구강내 기구의 치료 효과 검사: 일부 수면 무호흡증 환자는 간단한 구강내 기구(dental appliance)를 착용하면 치료가 되기도 합니다. 따라서, 수면다원검사 후반부에 이 기구를 착용하게 하여 치료 효과가 있는지를 검사합니다.

이상과 같은 여러 가지 검사를 한밤 내내 시행하고, 그 후 정확한 판독과 분석을 하여 다음 번 외래에 방문하셨을 때 결과를 알려 드립니다. 수면다원검사의 결과는 수면의 질과 잠자는 동안 발생하는 모든 신체의 문제를 알려주며, 수면장애의 정확한 진단과 치료는 물론, 관련된 다른 질환(고혈압, 뇌졸중, 심장병, 당뇨병, 우울증 등)의 치료와 예방에도 크게 도움을 줍니다.

다중 입면 잠복기검사(낮잠검사) : MSLT : Multiple Sleep Latency Test

기면병(narcolepsy)과 특발성 수면과다증(idiophatic hypersomnia)의 진단과 치료 경과 판정에 꼭 필요한 검사이며, 수면 무호흡증이나 기타 불면증의 주간 졸리움을 평가하는데도 필요합니다. 반복적 입면잠복기검사(Multiple Sleep Latency Test)는 전날 밤에 시행한 수면다원검사를 통해 밤 동안의 수면 양상을 분석한 후, 아침부터 2시간 간격으로 4-5회에 걸쳐서 30분씩 낮잠에 빠져들어가는 속도를 검사합니다. 여기서 잠이 든 후 15분 이내에 2번 이상 렘수면이 발생하면 기면증의 가능성이 높습니다. 또한 평균수면잠복기(sleep latency)에 따라서 주간에 졸리운 정도를 객관적으로 평가할 수 있습니다.

부록 2. 자가진단

주간졸림증 자가진단

아래의 상황들에서 당신은 어느 정도나 졸음을 느끼십니까?

졸리운 정도

0점- 전혀 졸지 않는다
1점- 가끔 졸음에 빠진다
2점- 종종 졸음에 빠진다
3점- 자주 졸음에 빠진다

활동	졸리운 정도			
	0	1	2	3
앉아서 책을 읽을 때				
텔레비전을 볼 때				
극장이나 회의석상과 같은 공공장소에서 가만히 앉아있을 때				
오후 휴식시간에 편안히 누워 있을 때				
앉아서 누군가에게 말을 하고 있을 때				
점심식사 후 조용히 앉아 있을 때				
차를 운전하고 가다가 교통체증으로 몇 분간 멈추었을 때				

결과치

< 10 : 정상범위
≥ 10 : 주간 졸림증이 있음
14~18 : 중등도의 주간 졸림증
≥ 19 : 심한 주간졸림증이 있음

불면증 자가진단

없음 - 0점 약간- 1점 중간 - 2점 심함 - 3점 매우 심함 - 4점

1. 당신의 불면증에 관한 문제들의 현재(최근2주간) 심한 정도를 표시해 주세요.

	없음	약간	중간	심함	매우 심함
a. 잠들기 어렵다.					
b. 잠을 유지하기 어렵다.					
c. 쉽게 깬다.					

2. 현재 수면 양상에 관하여 얼마나 만족하고 있습니까?

매우 만족 ⓪ 약간 만족 ① 그저 그렇다 ② 약간 불만족 ③ 매우 불만족 ④

3. 당신의 수면 장애가 어느 정도나 당신의 낮 활동을 방해 한다고 생각합니까? (예. 낮에 피곤함, 직장이나 가사에 일하는 능력, 집중력, 기억력, 기분 등)

전혀 방해되지 않는다 ⓪ 약간 ① 다소 ② 상당히 ③ 매우 많이 ④

4. 불면증으로 인한 장애가 당신의 삶의 질에 미치는 손상 정도가 다른 사람들에게 어떻게 보인다고 생각합니까?

전혀 방해되지 않는다 ⓪ 약간 ① 다소 ② 상당히 ③ 매우 많이 ④

5. 당신은 현재 불면증에 관하여 얼마나 걱정하고 있습니까?

전혀 그렇지 않다 ⓪ 약간 만족 ① 그저 그렇다 ② 약간 불만족 ③ 매우 불만족 ④

결과치

0~7 : 유의할 만한 불면증이 없습니다.
8~14 : 약간의 불면증 경향이 있습니다.
15~21 : 중등도의 불면증이 있습니다.
22~28 : 심한 불면증이 있습니다.

하지불안증후군 자가진단

자기 전 다리가 저리십니까?

1. 다리에 불편하고 불쾌한 감각이 동반되거나 이 감각 없이 다리를 움직이고 싶은 충동이 있다. 주로 다리에 있지만 다리 부분에 더해 팔이나 다른 부분에서도 나타난다.

2. 움직이고자 하는 충동이나 불쾌한 감각들이 눕거나 앉아 있는 상태 즉, 쉬거나 활동을 하지 않을 때만 생기거나 그때 심해진다.

3. 움직이고자 하는 충동이나 불쾌한 감각들이 걷거나 스트레칭과 같은 운동에 의하여, 지속적으로 움직이고 있는 동안은 부분적으로 또는 거의 모두 완화된다.

4. 움직이고자 하는 충동이나 불쾌한 감각들이 낮보다는 저녁이나 밤에 악화되거나 밤에만 나타난다.

위의 4가지에 모두 해당되신다면
당신은 하지불안증후군을 가지고 있는 것입니다.

대한수면연구학회 KOREAN SLEEP RESEARCH SOCIETY 제공

부록3. 수면 클리닉 병원·연구실 찾기

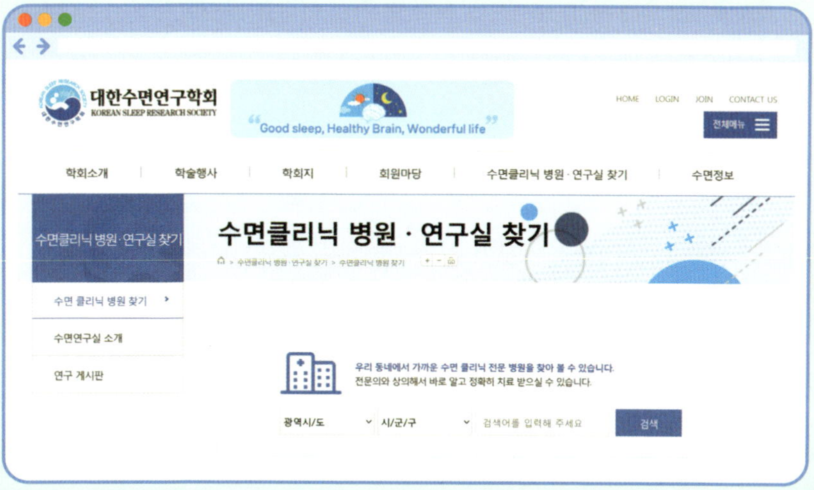

www.sleepnet.or.kr

우리 동네에서 가까운 수면 클리닉 전문 병원을 찾아 볼 수 있습니다.

전문의와 상의하면 내 증상을 바로 알고 정확히 치료 받으실 수 있습니다.

QR코드를 찍어 확인하세요.

우리 동네 수면 클리닉 바로 찾기

건강한 수면을 위한 10계명

1. **일정한 수면 시간:** 규칙적인 취침 및 기상 시간을 유지하세요.
2. **편안한 수면 환경:** 소음을 차단하고, 적절한 온도와 조명으로 안락한 잠자리를 마련하세요.
3. **낮잠 제한:** 낮잠은 피하고, 필요하다면 15분 이내로 제한하세요.
4. **적절한 운동:** 낮 동안 땀이 날 정도로 40분 운동하세요. 단, 늦은 밤 운동은 피하세요.
5. **카페인, 알코올, 니코틴 피하기:** 카페인, 알코올, 니코틴 섭취를 피하세요. 알코올은 일시적으로 졸음을 유도하나 아침에 일찍 깨어날 수 있어요.
6. **적절한 식사:** 잠들기 전 과식을 피하고 적당한 수분을 섭취하세요.
7. **수면제 사용 제한:** 수면제의 일상적 사용은 피하는 것이 좋아요.
8. **스트레스 관리:** 과도한 스트레스와 긴장을 피하고 이완 하는 법을 익히면 좋아요.
9. **잠자리 용도 제한:** 잠자리는 수면과 부부 생활만을 위해 사용하세요. 침대에서 책을 읽거나 TV를 시청하지 마세요.
10. **잠이 오지 않을 때:** 20분 이내에 잠들지 못하면 일어나서 이완 활동을 하다가 피곤할 때 다시 잠자리에 드세요. 잠자리에 오래 누워 있는 것은 오히려 긴장을 유발할 수 있어요.

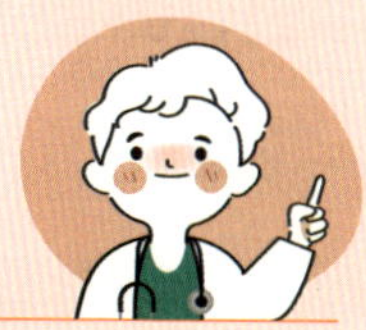

의사에게 물어보고 싶은 수면장애에 관한 모든 궁금증
환자가 묻고 명의가 답하다

수면장애 환문명답

초판 1쇄 발행일 2024년 8월 16일

지은이 대한수면연구학회
펴낸이 유성권
편집장 이재선
기 획 유지인
마케팅 김호철, 최성규, 김진형, 정명한, 김모란, 노예련
한태수, 임예설, 김지현, 김채환, 박수경
일러스트 정진호
판 형 152*224 mm

펴낸곳 범문에듀케이션
출판등록 2011년 1월 3일 제 2011-000001호
주소 서울시 양천구 목동서로 211 범문빌딩 (우 07995)
전화 02)2654-5131 **팩스** 02)2652-1500
홈페이지 www.medicalplus.co.kr

ISBN 979-11-5943-462-4 (03510)